Are you ready? – Attention! – Go!

*Heike Auel*

# Are you ready? Attention! Go!

## Die *Ladybugs* – Im Drachenboot gegen den Brustkrebs

Ventura Verlag
Werne
2021

Bibliographische Information der Deutschen Nationalbibliothek

Die Deutsche Nationalbibliothek verzeichnet diese Publikation in der Deutschen Nationalbibliographie; detaillierte bibliographische Daten sind im Internet über http://dnb.ddb.de abrufbar.



1. Auflage 2021
Ventura Verlag Magnus See
Carl-von-Ossietzky-Str.1, 59368 Werne
Tel.: +49–(0)2389–6896
www.ventura-verlag.de
Besuchen Sie uns auch auf Facebook und Instagram:
https://www.facebook.com/VenturaVerlag2.0
https://www.instagram.com/ventura.verlag

Umschlagmotiv: Vanessa Leißring
Herstellungsleitung und Lektorat: Magnus See, M.A.
Druck und Bindung: PRESSEL Digitaler Produktionsdruck
Olgastraße 14-16 | 73630 Remshalden-Grunbach
ISBN: 978-3-940853-76-9
Printed in Germany

*Für Elke, Christine, Kerstin, Veronika*

*und all die anderen …*

*Wer hat die Haare schön? Die Ladybugs!*
*Wen wird man siegen sehen? Die Ladybugs!*
*Wer wird nie untergehen? Die Ladybugs!*

# Inhalt

# Vorwort

Wie kommt man dazu, ein Buch zu schreiben über eine Paddelgruppe? Diese Frage hörte ich öfter, als ich erzählte, ich schriebe über die pinken *Ladybugs*, über das, was wir erlebt haben, was uns antreibt.

Eigentlich ist das ganz einfach: Wir lieben den Drachenbootsport. Wir wissen, wie bedrohlich Brustkrebs ist, denn wir alle waren daran erkrankt. Und wir durften erleben, wie viel Mut uns allen unser *Pink Paddling* gemacht hat, trotz mancher Rückschläge. Das möchten wir teilen, mit all denen, die direkt oder indirekt vom Brustkrebs betroffen sind – und das sind leider viel zu viele!

Dennoch brauchte es einen Aufhänger, dieses Buch zu beginnen. Und den fanden wir, als meine Co-Autorin Anke ein Buch über vier Frauen anschleppte, die sich, durchaus schon in den mittleren Jahren, in den Kopf gesetzt hatten, im Ruderboot über den Atlantik zu schippern.

»Ein bisschen wie bei uns«, meinte sie, »die gehen auch immer an ihre Grenzen.«

Ganz so ist es natürlich nicht, aber was tatsächlich ähnlich ist, ist der ›Spirit‹ dahinter, die Idee, nicht aufzugeben. Den unbedingten Willen zum Weitermachen findet man auch bei uns, wenn eine fast 70-jährige Brustkrebspatientin, die nie Wettkampfsport betrieben hat, bei einer Regatta alles gibt.

Was zunächst als kleine Zusammenstellung einiger Episoden zu unserem 10-jährigen Jubiläum gedacht war, verselbständigte sich bald zu einem längeren Text mit zum Teil sehr persönlichen Einsichten. Wann immer wir andere Brustkrebsteams treffen, stellen wir fest: »Die ticken genau wie wir.« Die Anzahl der pinken Vereine in Deutschland wächst. Es scheint also ein durchaus größeres Interesse zu geben an unserem Sport, am pinken Drachenbootpaddeln.

Neben dem Paddeln gibt es andere Sportarten, die heute für Frauen nach einer Brustkrebserkrankung sinnvoll sind. Aber es herrscht auch noch immer viel Scheu, die Angst, sich zu verausgaben. Wenn wir mit diesem Buch auch nur einer Frau Mut machen können, Sport und Bewegung mit einer Gruppe Gleichgesinnter in ihre Krankheitsbewältigung einzubauen, dann ist es jede Zeile wert.

*Heike Auel, im Januar 2021*

# Grußworte des IBCPC und DKV

Kein Jubiläumsbuch ohne Grußworte und Glückwünsche. Das gilt auch für Pink Paddler.

Wir bedanken uns bei IBCPC und DKV für die lieben Worte.

***Meri Gibson, Präsidentin der International Breast Cancer Paddlers' Commission (IBCPC)***

INTERNATIONAL BREAST CANCER
PADDLERS COMMISSION

Dearest *Ladybugs*,

I would like to pass on my congratulations to *Ladybugs* on behalf of IBCPC on your 10 year anniversary. It is so amazing when you look back and think about how this started in 2011 based on an initiative from the breast centre in Saint Marien Hospital, Lunen, Germany supported by Dr. Donat Romann.

It is also exciting to see the development that has happened from the initiative of your group and a few others to there now being more than 20 breast cancer paddling teams in Germany, and it is with heartfelt congratulations that we acknowledge that you were the first German member team of IBCPC.

These anniversary celebrations are a really good reminder to us of the journey that we have been on, the people that we have met, those that we have shared this passion with and of course those that have also lost their lives to this disease and who become the angels that we carry in our boats.

We want to wish you the most amazing celebration and to let you know that you will be in our hearts as you look to the future to continue to grow your team and plan for the celebration in New Zealand in 2022.

With the very best wishes of all of us for the most fantastic day celebrating your anniversary.

Best regards, and many big hugs to you all.
Are you ready, attention, GO.
Meri Gibson – President IBCPC

**Übersetzung (Heike Auel):**

Liebste *Ladybugs*,

ich möchte euch im Namen des IBCPC meine Glückwünsche zum 10-jährigen Bestehen übermitteln. Faszinierend, wenn man zurückblickend daran denkt, wie ihr begonnen habt in 2011 durch die Initiative des Brustzentrums am St.-Marien-Hospital in Lünen, unterstützt von Dr. Donat Romann.

Und wie aufregend ist es, die gesamte Entwicklung zu sehen, die euch und einigen anderen Teams zu verdanken ist, mit heute über zwanzig Brustkrebs-Paddelteams in Deutschland.

Mit den herzlichsten Glückwünschen verbinden wir unsere Anerkennung dafür, dass ihr das erste deutsche Team im IBCPC wart.

Jubiläen sind immer eine gute Erinnerung für uns an den Weg, den wir zurückgelegt, an die Menschen, die wir getroffen haben, jene, mit denen wir unsere Leidenschaft geteilt haben und noch teilen, und natürlich auch jene, die ihr Leben durch die Krankheit verloren haben, die zu den Engeln geworden sind, die immer mit bei uns im Boot sitzen.

Wir wünschen euch ein wundervolles Fest zum Jubiläum und möchten euch versichern, dass ihr immer in unserem Herzen seid, auch auf dem Weg in die Zukunft, in der euer Team sicher weiter wächst und ihr für das große Festival in Neuseeland 2022 plant.

Mit den besten Wünschen von uns allen zu eurem Jubiläum,

Liebe Grüße und eine Umarmung an euch alle
Are you ready, attention, GO
Meri Gibson, Präsidentin IBCPC

## *Cecilia Picchi, Europäische Repräsentatin beim IBCPC*

INTERNATIONAL BREAST CANCER
PADDLERS COMMISSION

Dear *Ladybugs*,

I enthusiastically welcomed the news that the *Ladybugs* start preparing for their 10th anniversary celebrations. Immediately my mind went to when we first met and the opportunities we had to paddle in the same water. One of the best opportunities that dragon boating offers to breast cancer survivors (bcs) is to meet teams from other cities on the occasion of festivals, competitions and anniversaries, moments in which we establish bonds of friendship and consolidate them over the time. It was thrilling to receive *Ladybugs* in Florence on the occasion of 2013 Florence Dragon Boat Pink Meeting, to hug them in Rome the following year. And to receive them again for the 2015 edition of the Florence Meeting it was a reinforcement. Now it is time for me and my team, Florence Dragon Lady, to return the visit. The linguistic differences have not prevented us from exchanging emotions and smiles well aware that we share the same spirit and the same oncologic past.

In occasion of 2015 Florence Meeting, I, as representative of Europe for the International Breast Cancer Paddlers' Commission IBCPC, introduced *Ladybugs* the Commission that brings together teams from all over the world to encourage the establishment of breast cancer dragon boat teams, within the framework of participation and inclusiveness; it supports the development of recreational dragon boat paddling as a contribution to a healthy lifestyle for bcs. *Ladybugs* understood the international reach and the potentiality to become part of the great international bcs family and they joined IBCPC as the first team in Germany. This permitted *Ladybugs* in 2018 to live the extraordinary experience of the IBCPC Festival, in which 120 bcs teams from all over the world met in Florence, paddled, competed, laughed and cried, met and exchanged teams gadgets ... but mainly 4000 bcs as if it were one heart and one spirit of celebrating life after breast cancer. Moreover, during the Festival, European teams had a meeting in which they could know each other personally and planning a future of exchange of event in which to meet and paddle together in our countries.

Cecilia Picchi Florence Dragon Lady
IBCPC – European Representative

**Übersetzung (Heike Auel)**

Liebe *Ladybugs*,

voller Begeisterung hörte ich, dass die *Ladybugs* im nächsten Jahr bereits ihr 10-jähriges Jubiläum feiern können.

Meine Gedanken gingen sofort zurück zu dem Moment, an dem wir uns zum ersten Male trafen, an die Gelegenheiten, als wir im gleichen Wasser paddelten. Eine der besten Möglichkeiten, die das Dragon Boating Brustkrebspatientinnen (Breast Cancer Survivors/BCS) bietet, ist die Chance, Teams anderer Städte zu treffen, bei Festivals, Wettbewerben und Jubiläen; Momente, in denen wir Bänder der Freundschaft knüpfen und sie über die Zeit mehr und mehr festigen. Es war so faszinierend, die *Ladybugs* 2013 beim Florence Dragon Boat Pink Meeting zu empfangen, und erneut im nächsten Jahr in Rom. Wir verstärkten unsere Freundschaft in 2015, bei der damaligen Ausgabe des Florence Festivals. Jetzt wäre es an der Zeit für mich und mein Team, die *Ladybugs* zu besuchen. Sprachliche Differenzen konnten uns nicht daran hindern, Gefühle und Lächeln auszutauschen, basierend auf dem Wissen: Wir haben den gleichen Spirit und den gleichen onkologischen Hintergrund.

Anlässlich unseres Treffens 2015 in Florenz stellte ich, als europäische Repräsentantin der International Breast Cancer Paddlers‘ Commission IBCPC, den *Ladybugs* diese Vereinigung vor, die Teams aus aller Welt zusammenbringt und den Aufbau von Brustkrebs-Drachenboot-Teams fördert, im Rahmen von Teilhabe und Inklusivität. Die Kommission unterstützt die Entwicklung von Drachenbootsport als Freizeitaktivität und Beitrag zu einer gesunden Lebensführung für Brustkrebspatientinnen.

Die *Ladybugs* verstanden sofort die internationale Bedeutung und die Möglichkeiten, die es bietet, Mitglied in der weltweiten BCS Familie zu werden. Sie wurden als erstes deutsches Team Mitglied beim IBCPC. Dies ermöglichte es ihnen, in 2018 beim IBCPC Festival in Florenz teilzunehmen, zu erleben, wie 120 BCS Teams aus aller Welt sich in Florenz trafen, paddelten, kämpften, lachten und weinten, redeten, feierten und kleine Souvenirs austauschten … doch vor allem: 4000 BCS Paddlerinnen feierten gemeinsam von ganzem Herzen und im gleichen Spirit das Leben nach dem Brustkrebs.

Bei diesem Festival trafen sich auch alle europäischen BCS Teams, eine Gelegenheit, sich persönlich kennenzulernen und weiteren Austausch sowie Treffen in den Ländern zu planen.

Cecilia Picchi Florence Dragon Lady
IBCPC – European Representative

***Patricia Frank, Referentin beim Ressort Drachenboot des Deutschen Kanu-Verbands (DKV)***

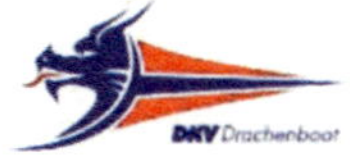


Liebe *Ladybugs*,

als ich 2012 im Ressort Drachenboot beim Deutschen Kanuverband beauftragt wurde, mich um das Thema ›Pink Paddeln‹ zu kümmern, wusste ich von Schierstein bei Wiesbaden und irgendwem im Bereich Bochum/Lünen. Ob es sich dabei um dieselbe Bewegung handelte oder um zwei separate Gruppen, ließ sich nicht auf Anhieb herausfinden und konnte mir niemand beantworten.

Wie so oft funktionierten der erste und auch der zweite Kontaktversuch nicht. Inaktive Mailadressen und falsche Ansprechpartner führten zu der Frage: Gibt‘s die denn überhaupt? Und dann kamen plötzlich Mails aus Datteln. Was war denn das nun?

Im Laufe der Zeit zeichnete sich ab, es gab mehr Gruppen im Ruhrgebiet als gedacht. Ich war auf der richtigen Spur!

Irgendwann hatte ich Kontakt, zu Lünen, Bochum und auch Datteln – es waren drei unterschiedliche Teams, das hatte ich herausgearbeitet – und in 2016 konnten wir dann mit der Vernetzung deutschlandweit so richtig starten, nachdem sich zwischenzeitlich in Aschaffenburg, Trier, Emden, Saarbrücken und Heilbronn ebenfalls pinke Teams gegründet hatten.

Wir begannen mit einer Wanderfahrt in Mettlach/Saarland. Die *Ladybugs* waren am Start und sind seither bei jeder Wanderfahrt dabei gewesen, sei es in Heilbronn, Hamburg oder Berlin.

Wir machten weiter mit einem Workshop für die Teamverantwortlichen, auch hier sind die *Ladybugs* immer dabei und geben wertvollen Input aus ihrer Teamerfahrung sowie ihrer Anbindung an den IBCPC (International Breast Cancer

Paddlers' Commission). Denn auch dort waren sie 2018 in Florenz dabei und planen nun sogar Neuseeland.

Weiter ging es mit dem Deutschland Cup in Pink des DKV. Auch hier prägen die *Ladybugs* zusammen mit den Pink Dragons (Datteln) und Pink Patrol (Bochum) als Pinkes Ruhrpottboot in einer Renngemeinschaft das Geschehen mit.

Was die *Ladybugs* unterstützen können, unterstützen sie. So auch einen Fernsehbericht, der im Dezember 2018 – kurzfristig angefragt durch den WDR für das Doc Esser Gesundheitsmagazin – abgedreht wurde. Zusammen mit dem Team Pink Patrol aus Bochum wurde kurzerhand eine Truppe zusammengestellt, die diesigem Winterwetter zum Trotz sich der Aufgabe stellte und sich beim Training filmen ließ.

Solche Teams braucht die Bewegung Pinkpaddeln und braucht auch der Deutsche Kanu-Verband, engagiert und zuverlässig.

Es ist mir daher eine Ehre, euch, auch im Namen des DKV, zu eurem 10-jährigen Jubiläum zu gratulieren. Ihr inspiriert andere und habt einen großen Beitrag zur Verbreitung der Bewegung geleistet. Aktuell dürfen wir auf 23 aktive Teams blicken sowie 3 weitere Vereine, die um den Aufbau eines Teams bemüht sind.

Danke dafür!
Beste Grüße

Patricia Frank
*Referentin im Ressort Drachenboot*
*des Deutschen Kanu-Verband*

# Teil I

# Wie wir wurden, was wir sind

# Wir haben keine Heimat mehr

Eine extrem emotionale Woche lag hinter uns. Die Trauerfeier für eine Paddler-Kollegin, eine bewegende Blumenzeremonie auf dem Wasser.

Und nur wenige Tage später dies:

»... haben wir im Vorstand einstimmig beschlossen, uns aus der Unterstützung für das Pink Paddling zurückzuziehen. Wir wünschen den *Ladybugs* weiterhin alles Gute.«

Die Mail tropfte in fast dreißig Postkörbe, nach und nach lasen die ersten *Ladybugs* die Nachricht, schüttelten ungläubig mit dem Kopf. Hatten sie etwas falsch verstanden? Kein Training mehr? Kein Support? Erneutes Lesen – erneutes Kopfschütteln. ›Ab sofort‹, stand da. Das konnte unmöglich ernst gemeint sein. Wir waren doch gerade noch zusammen auf dem Wasser gewesen! Nur wenige Minuten brauchte es, bis die ersten Handys gezückt, die ersten Antwortmails geschrieben wurden. Je nach Charakter waren die Reaktionen unterschiedlich.

Die, die eh ›nur einfach so‹ zum Training gingen, zuckten relativ gleichgültig die Achseln.

»Wer weiß, was die für Gründe haben, vielleicht ist es einfach zu viel Aufwand, und ehrlich gesagt, so viele Frauen im Drachenboot zu dressieren, ist ja auch nicht so einfach.«

Andere resignierten. »Dann muss ich mir eben eine andere Sportart suchen. Wer hat schon ein Drachenboot? Und wenn der Verein uns nicht mehr hilft, können wir halt nichts machen.«

Die meisten aber wurden zornig – zornig darüber, ihre geliebte Sportart aufgeben zu sollen, und vielleicht auch zornig auf sich selbst, dass niemand, auch die nicht, die im engen Kontakt mit dem Verein standen und Orga-Aufgaben übernahmen, im Vorfeld etwas davon gemerkt hatte. Keine vorsichtigen Gespräche vorher, keine Ankündigung.

»Warum?«, wurde die am häufigsten gestellte Frage in den nächsten Wochen. Denn ge- und betroffen waren alle *Ladybugs*. Ohne Unterstützung eines Vereins, ohne ein Gewässer und ein Boot ist das Drachenbootfahren nun mal nicht möglich.

Es folgte eine Phase, an die wir *Ladybugs* heute nur noch ungern zurückdenken. Die typische Reaktion auf einen Schock. Ungläubigkeit und Wut machten sich in zahllosen E-Mails Luft, die von Tag zu Tag emotionaler wurden. Natürlich wussten wir alle, dass jeder Tag ein Geschenk ist und man ihn sich nicht mit kleinlichen Zänkereien verderben soll. Hatten wir doch alle Brustkrebs überlebt und hätten alle, ohne zu zögern, bestätigt: »Nur die Gesundheit zählt.« Soweit die Theorie, in der Praxis sah das ganz anders aus. Seit diesen Tagen wissen wir: Auch eine überstandene Krebserkrankung schützt nicht vor ›Zickenkrieg‹.

Jede schrieb mit jeder, viele ließen ihrer Wut und Ohnmacht freien Lauf, Schuldzuweisungen und so manches böse Wort wurden ohne viel Überlegen in E-Mails gestellt und verschickt. Manch eine, die nur an der Peripherie mitlas, traute sich kaum noch, ihre Mails zu öffnen.

So wenig überlegt manch eine Reaktion damals war – eines zeigte es ganz deutlich: Das Drachenbootfahren war für viele nicht nur ein Sport, den man ausüben kann oder auch nicht. Er bedeutete ein Stück Heimat, ein Stück Sicherheit in der Angst vor dem Krebs durch die Gemeinschaft mit anderen Betroffenen – und diese Heimat war uns gerade genommen worden.

Ganz langsam änderte sich der Tonfall. Neben dem ›Warum?‹ fragten wir plötzlich vermehrt nach dem ›Und jetzt?‹. Aus dem Gefühlschaos schälte sich allmählich, bei den einen schneller, bei den anderen langsamer, die Überzeugung heraus: *Wir* müssen jetzt aktiv werden. Bisher hatten wir uns sehr auf den Verein und den Trainer verlassen, viele Initiativen waren von dort gekommen.

Rund eine Woche später, im Oktober 2014, trafen wir uns privat bei Margot, die ihr Wohnzimmer freigeräumt hatte, um allen Platz zu bieten. Es gab keine Agenda, allen war nur klar, dass wir miteinander reden mussten, dass wir wegkommen mussten von wütenden E-Mails, die nichts verbesserten, nur immer noch schlimmere Verletzungen erzeugten.

Der Abend begann angespannt. Die erste halbe Stunde war ein Durcheinander von wütenden, frustrierten, vorwurfsvollen Frauenstimmen. Bis ich irgendwann einen kleinen Spickzettel hervorholte und um das Wort bat. Ich war bisher nur selten beim Training gewesen und daher vermutlich deutlich neutraler als die meisten anderen.

Meine Stimme zitterte ein wenig, die Nervosität war zu spüren, doch mit jedem Wort wurde ich sicherer.

»Ich würde gern meine Sicht auf die Situation darlegen. Sie ist scheinbar ganz anders als alles, was ich hier bisher gehört habe.«

Ich holte noch einmal tief Luft: »Auch auf die Gefahr hin, dass ihr mich gleich in der Luft zerreißt: Was ist denn eigentlich – ganz objektiv gesehen – passiert? Der Verein hat seine Unterstützung für uns zurückgezogen, nach drei Jahren, in denen er uns unentgeltlich trainiert hat, wir sein Vereinsheim nutzen durften, sein Drachenboot. Dazu hat er alles Recht der Welt, niemand ist verpflichtet, ein irgendwann begonnenes Engagement sein Leben lang weiterzuführen. Was auch immer seine Gründe sind, die gehen uns eigentlich gar nichts an.«

Stimmengemurmel wurde laut, doch ich war noch nicht fertig. Und die ersten Besonneneren, die bisher meist geschwiegen hatten und irritiert auf den ›Shitstorm‹ geschaut hatten, der ausgelöst worden war, nickten beifällig.

»Lasst sie mal ausreden, das ist doch gar nicht so falsch.«

Ich fuhr fort: »Wenn wir akzeptieren, dass wir dort nicht mehr trainieren können, dann müssen wir uns überlegen, wie wir als Gruppe damit umgehen wollen. Wir müssen einen Plan machen, was wir wollen, und wie wir das umsetzen können. Zum Beispiel, ob wir nochmals beim Verein anklopfen wollen. Ob wir vielleicht eine bessere Gruppenstruktur brauchen. Ob wir überhaupt weitermachen wollen.«

Diejenigen, die mich besser kannten, grinsten: ›Typisch, Heike macht immer Pläne, ihre Arbeit als Projektleiterin lässt sie auch im Drachenboot nicht los.‹

Aber das, was ich sagte, wurde von allen akzeptiert. Schon bald entspann sich eine lebhafte Diskussion über die nächsten Schritte.

Es war das erste Mal, dass wir wieder nach vorn blickten. Noch sehr verhalten, mit vielen Bedenken, aber immerhin.

Heute, nach vielen weiteren Jahren *Ladybugs*, wissen wir: Dieses Treffen damals bei Margot, in der aufgeheizten Stimmung, in dem Gefühl, keine Perspektive zu haben, dieses Treffen war letztlich der Startpunkt zu einer Entwicklung, die bei unserer Gründung 2011 definitiv nicht abzusehen war.

# Rückblick: Die Gründung der *Ladybugs*

Dass es uns *Ladybugs* heute gibt, ist zwei glücklichen Umständen zu verdanken, die genau im richtigen Moment zusammenspielten.

Zum einen war da das St.-Marien-Hospital in Lünen, genauer, ein extrem engagiertes Ärzteteam im Brustzentrum. Dort hatte man von dem kanadischen Arzt Dr. Don McKenzie gehört, der seit einigen Jahren erfolgreich Brustkrebspatientinnen ins Drachenboot setzte. Anfangs belächelt von der Fachwelt, konnte er nach kurzer Zeit erstaunliche Erfolge erzielen, die moderate Bewegung des Oberkörpers schien sich positiv auf den Heilungsprozess und den Lymphfluss auszuwirken, ein häufiges Problem bei Frauen nach einer Brust-OP.

Warum also nicht auch den Patientinnen in Lünen diese Möglichkeit anbieten? Die frühere Einstellung, Sport könne die Krebszellen im Körper ›herumwirbeln‹ und damit die Krankheit vorantreiben, war zum Glück lange widerlegt. Dr. Donat Romann und sein Ärzteteam streckten ihre Fühler aus und fanden schon bald eine gute Möglichkeit.

Denn gleichzeitig wollte ein Kanuverein im nördlichen Ruhrgebiet in den Drachenbootsport einsteigen und suchte nach Sponsoren für die karitative Nutzung des erforderlichen Sportgerätes. Das Thema ›Brustkrebs‹ stand zunächst gar nicht im Vordergrund, man überlegte vornehmlich, ein Drachenboot bei der Kinder- und Jugendarbeit einzusetzen. Doch andere Kanuvereine, z.B. in Schierstein bei Wiesbaden und in Bochum, planten bereits, Brustkrebsgruppen zu bilden. Man hörte immer mehr von den ›Pink Paddlers‹, die sich vor allem in Kanada und ganz Nordamerika ausgebreitet hatten, aber auch in Deutschland Interesse fanden. Und Neuigkeiten sprechen sich auch im Kanusport schnell herum.

Also, was lag näher, als beide Initiativen, die Ärzte und die Drachenbootsportler, zusammenzubringen?

So trafen sich Anfang 2011 die ersten Patientinnen des Brustzentrums Lünen zu ihrer neuen Sportart. Die meisten hatten noch nie von einem Drachenboot gehört, geschweige denn in einem gesessen. Also traf es sich gut, dass ihr zukünftiges Sportgerät noch getauft werden musste – erste Kontaktaufnahme gelungen. Und letztlich die Geburtsstunde der ›*Ladybugs*‹ – auch wenn sie damals noch nicht so hießen und zu dem Zeitpunkt, Anfang April 2011, noch nicht auf dem Wasser waren.

Das geschah erst einige Wochen später, im Mai 2011. Insgesamt zwölf Paddlerinnen schauten auf das lange schmale Boot – und die eine oder andere fragte sich wohl, wie lange es dauern möge, bis das Ding kenterte, ob sie überhaupt trocken ins Boot einsteigen könnten, ohne dass es gleich umkippte.

Die ersten Trainings waren vorsichtig tastende Schritte in die Welt des Drachenbootpaddelns. Und in keiner Weise zu vergleichen mit den heutigen Trainings. Alle mussten erst einmal die Grundzüge der Technik lernen, Paddelhaltung, der Takt, der extrem wichtig ist für das sanfte Gleiten des Bootes. Die Trainings begannen mit wenigen Schlägen am Stück, langen Pausen, langsamen Paddelschlägen.

Wo heute 200 bis 300 Schläge nur zum Einfahren völlig normal sind, wurden in den Anfängen oft nur 100 bis 150 Schläge während einer ganzen Trainingsstunde gemacht.

Dies war natürlich der Tatsache geschuldet, dass alle Teilnehmerinnen ganz neu im Boot waren, viele überhaupt noch nie in einem Boot gesessen hatten und erst mal ein Gefühl für das Drachenboot brauchten. Aber es hatte auch mit der Erkrankung selbst zu tun; die Gruppe hatte sich direkt aus Patientinnen eines Brustzentrums gebildet, also alles Frauen, die gerade erst die harten Therapien hinter sich gelassen hatten. Erst allmählich stießen auch Frauen dazu, deren Brustkrebserkrankung länger zurück lag.

In den Anfängen dachte niemand daran, es könne eines Tages möglich sein, Regatten mitzufahren. Undenkbar! Doch wir Mädels waren ehrgeizig. Im ersten Jahr wurde kein Training ausgelassen, selbst über den Winter trainierten wir weiter – solange es die Wetterverhältnisse zuließen. Eine großzügige Spende der Susan-Komen-Stiftung (eine weltweit tätige Brustkrebshilfe-Organisation) sorgte für moderne, leichte Paddel und Schwimmwesten, damit auch die Sicherheit gewährleistet war.

Als 2012 die Einladung zum ›Day of Dragons‹, der Drachenbootregatta in Datteln, ins Haus flatterte, da fühlten sich die ›Mädels‹ schon fast als Profi-Paddlerinnen. Warum eigentlich nicht in der Damenkonkurrenz starten? Ein ehrgeiziges Trainingsziel für die Newcomer, aber ohne Ziele macht Sport nun mal einfach keinen Spaß.

Allerdings stellte sich plötzlich ein Hindernis entgegen, an das zunächst keine von uns gedacht hatte: Bei der Anmeldung für die Regatta wurde nach dem Teamnamen gefragt.

»Tja, wie heißen wir denn eigentlich?«, fragten wir uns. »Der Kanuverein ist unsere Heimat, aber wir gehören nicht offiziell dazu. Wir sind kein Ableger eines Sportvereins, wir sind Brustkrebspatientinnen mit viel Spaß am Drachenboot, wir sind vom St.-Marien-Hospital Lünen ins Leben gerufen worden, wir sind alles Powerfrauen, denn wir haben diese Krankheit besiegt. Aber bei uns geht's nicht in erster Linie um Wettkampf. Ein martialischer Name, wie sonst im Drachensport üblich, ist nicht das Richtige für uns.«

Beim Teammeeting im Mai 2012 kam dem Team schließlich die zündende Idee: St.-Marien-Hospital … Marienkäfer … *Ladybugs*!

Und unter diesem Namen starteten wir noch im gleichen Sommer in Datteln, bei unserer ersten Regatta. Ein Jahr später waren wir übrigens schon zum ersten Mal international unterwegs. Wir kreierten ein Logo, begannen, unser eigenes Profil zu schärfen.

Noch sah unser Marienkäfer ein wenig verspielt aus, aber trotzdem war die Ansage klar: Wir sind die *Ladybugs*, und ab sofort muss der Drachenbootsport mit uns rechnen!

# Wie geht es weiter? Wir schauen nach vorn!

Aus jener ersten Aufbruchstimmung war definitiv Untergangsstimmung geworden, seitdem wir unseren Verein verloren hatten. Wir mussten einen Weg nach vorn finden, wenn wir unseren Sport nicht aufgeben wollten.

In jenem denkwürdigen Meeting in Margots Wohnzimmer trafen wir daher einige Entscheidungen:

- Wir wollen auf jeden Fall weiterhin als Team zusammenhalten und eine Möglichkeit finden, gemeinsam Sport zu treiben, am liebsten im Drachenboot.

- Wir wollen mit dem Initiator des ganzen Projektes, Dr. Romann vom St.-Marien-Hospital, unserem ›Geburtshelfer‹, klären, welche Optionen wir haben.

- Wir wollen mit dem alten Verein reden, um einen sauberen Schlussstrich nach all den Mails und zum Teil persönlichen Angriffen zu ziehen

Diese drei Entscheidungen waren unstrittig, schwieriger wurde es jedoch bei der Frage nach der Teamstruktur, denn definitiv eines der Probleme bisher war eine gewachsene Struktur, ohne klare Aufgabenzuordnung. Was gut und sinnvoll klingt, wird immer dann schwierig, wenn jede, die sich dazu berufen fühlt, Entscheidungen trifft oder Aktionen einleitet, ohne aber von der ganzen Gruppe dazu autorisiert worden zu sein.

Das lief wunderbar, solange die Gruppe harmonisch zusammenarbeitete, aber eben nur dann. Es hatten sich inoffizielle Sprecherinnen gefunden, die agierten. Immer nach bestem Wissen und Gewissen, das schon. Ohne dieses inoffizielle Engagement wäre einiges gar nicht möglich gewesen.

Jetzt, in dieser Extremsituation, schien das einigen zu wenig, denn auch in der Vergangenheit hatte es schon mal an der einen oder anderen Stelle Unmut über nicht abgesprochene Entscheidungen gegeben, auch gegenüber dem Verein fehlte manches Mal die ›eine Stimme der *Ladybugs*‹, hatte es manches Mal zu Unstimmigkeiten geführt, wenn zwei der Sprecherinnen unterschiedlicher Meinung waren.

Also musste eine Art Vereinsvorstand her. Der Vorschlag, der schnell auf dem Tisch lag, war, in geheimer Wahl ein Dreierteam zu bilden, das ab sofort für eine klare Kommunikation nach außen sorgen sollte.

So sinnvoll diese Lösung für einen Außenstehenden erscheint – damals kam sie wohl einfach zu früh. Denn einige hatten Angst, plötzlich ›von oben‹ dirigiert zu werden, keinen Einfluss mehr zu haben. Verständlich, denn gerade hatten sie erleben müssen, wie die Entscheidung eines Vorstandes zu einer für sie fast unerträglichen Situation geführt hatte. Und jetzt, wo wir gerade anfingen, uns als ein eigenes Team zu verstehen, auch ohne die Hilfe von außen, da war die Angst vor einsamen Entscheidungen riesig.

Letztlich führte diese Diskussion zu zwei Gruppen, die beide gute Argumente hatten, doch keine konnte die andere überzeugen. So vertagten wir diese Entscheidung zunächst, fanden jedoch schnell Freiwillige für die Gespräche mit dem St.-Marien-Hospital und dem Verein.

Nicht alle konnten den neuen Weg nach vorn mittragen. Die heftigen Diskussionen, die Unsicherheit, all das war für einige ein Grund, die *Ladybugs* zu verlassen. Vor allem die, die erst seit Kurzem dabei waren, hatten an der Situation zu knabbern. Viele hatten gerade erst ihre Brustkrebserkrankung hinter sich, sie waren zu uns gestoßen, um Gleichgesinnte zu treffen, um zu paddeln, um Spaß zu haben. Und nun stellte sich diese tolle Gruppe als Chaotenhaufen heraus, in dem um das richtige Setup gekämpft wurde. Das ganze bei einer völlig ungewissen Zukunft. So manch ein *Ladybug* wollte sich dem nicht stellen und zog die persönliche Reißleine. Unsere Gruppe, die fast dreißig Frauen umfasst hatte, wurde mit jedem Treffen kleiner. Fast schien es, als erledige sich die Frage nach der Gruppenstruktur von allein. Zumal wir ja noch immer ohne Verein waren.

# Besuch bei Dr. Romann

Drei *Ladybugs* warteten nervös auf dem Flur des Brustzentrums in Lünen. Hier hatten sie schon mehrfach gesessen, während ihrer Krebserkrankung. Als Dr. Donat Romann sie dieses Mal hereinrief, ging es nicht um Krebs – jedenfalls nicht direkt. Nervös waren sie trotzdem, mussten sie ihm doch sagen, dass seine tolle Idee – leider – wohl im Sande verlaufen werde, so ohne Verein.

Christiane, Barbara und Mellie schilderten kurz die Situation: Der alte Verein wollte seine Einrichtungen nicht mehr zur Verfügung stellen, es hatte einige unschöne Diskussionen gegeben. Und jetzt waren die *Ladybugs*, ›seine‹ *Ladybugs*, heimatlos.

Dr. Romann hörte sich an, was die drei Frauen zu sagen hatten, stellte ein paar Fragen. Dann wurde es ziemlich still im Raum. Die *Ladybugs* erwarteten so etwas wie: »Tja, da kann man wohl nichts machen.« Oder vielleicht auch: »Und könnt ihr das denn nicht selbst wieder hinbiegen mit dem Verein?«

Stattdessen sah Dr. Romann die drei an. »Wollt ihr denn weitermachen?«

Dreifaches Nicken. »Ja, alle wollen weitermachen, aber der Verein …«

Wieder Schweigen. Dann zog Dr. Romann sein Adressbuch heraus, suchte ein wenig, zog das Telefon näher und begann zu wählen.

Die drei *Ladybugs* sahen sich irritiert an. War es das gewesen? Wurden sie gerade entlassen – die *Ladybugs*, eine kleine Anekdote am Rande? Das passte zwar nicht zu Dr. Romann, aber wer konnte schon sagen, was der Klinikalltag gerade so mit sich brachte für den Leiter des Brustzentrums?

Doch dann begann er in den Hörer zu sprechen, und mit jedem Wort hörten die Besucherinnen interessierter zu.

»Ja, Günter? Es geht um die *Ladybugs*. Die Drachenbootpaddlerinnen.«

»—«

»Genau, da haben sie gepaddelt, aber jetzt will der Verein sie nicht mehr unterstützen. Hast du nicht damals gesagt, der KSC hätte sie auch gern genommen?«

Dr. Romann schwieg eine Weile, während er seinem Gesprächspartner zuhörte und manchmal bestätigend nickte.

Und schließlich: »Das klingt doch klasse, also, du kannst ja mal deine Fühler ausstrecken, die Mädels brauchen dringend eine neue Heimat.«

Als er auflegte, sahen drei Augenpaare ihn gebannt an.

»Sieht gut aus. Vermutlich könnt ihr beim KSC in Lünen unterkommen. Mein Kollege vom Förderverein ist dort Mitglied, er hätte euch damals schon gern dort untergebracht, hat aber erst von meiner Initiative gehört, als schon alles beschlossen war. Er nimmt jetzt Kontakt mit dem Vorstand auf, und in Kürze lasse ich euch wissen, was dabei herausgekommen ist.«

Nur wenig später erhielt Christiane folgende knappe E-Mail:

*»Hallo Christiane.*

*Kontakt hergestellt. Es besteht großes Interesse. 2 Drachenboote vorhanden.*

*Vorsitzender in Urlaub, konkreter in 14 Tagen*

*Gruß Donat«*

# Konstituierende Sitzung

Der Besuch bei Dr. Romann und die positiven Auskünfte dort ließen hoffen. Nur: Wenn wir tatsächlich einen neuen Verein finden könnten, dann mussten wir unbedingt nochmals das Thema ›Dreierteam‹ ansprechen. Jede von uns merkte, wie kompliziert es ist, alle Fäden zusammenzuhalten, wenn die Verantwortlichkeiten nicht geklärt sind.

Schließlich stellten Anke und Heike, die sich von Anfang an besonders für die Wahl eines ›Dreierteams‹ eingesetzt hatten, nochmals ihre Ideen vor.

Das Dreierteam sollte aus drei gleichberechtigten *Ladybugs* bestehen, die von der gesamten Gruppe zunächst für ein Jahr gewählt werden. Dieses Dreierteam war weder dazu da, alle anfallenden Arbeiten zu erledigen, noch sollten sie ohne Absprache einsame Entscheidungen treffen. Ihre Aufgabe war es, alle Aktionen zu koordinieren, alltägliche Dinge abzuarbeiten und bei größeren Entscheidungen zunächst im Dreierteam eine Absprache zu treffen und dann das Team rechtzeitig einzubinden. Mit drei Personen im Leitungsteam war sichergestellt, dass nicht eine allein agierte, gleichzeitig konnte bei unterschiedlichen Meinungen eine Entscheidung getroffen werden.

Auch wenn es noch immer Bedenken gab, und die eine oder andere eine Wahl für völlig überzogen hielt bei einer so kleinen Gruppe – letztlich setzte sich der Gedanke durch, dass eine Leitungsfunktion ohne offizielle Legitimation durch die Gruppe selbst immer einen schweren Stand haben wird.

Also musste wieder ein Wohnzimmer herhalten, dieses Mal nicht nur als Ort für eine gemeinsame Aussprache, sondern auch als Wahllokal. Ulrike hatte ihren Esszimmertisch auf größtmögliche Länge ausgezogen, dichtgedrängt saßen ca. fünfzehn Mädels um den Tisch und diskutierten den Wahlmodus.

Am 3. Februar 2015 wurde letztlich das erste Dreierteam der *Ladybugs* gewählt. Anke, Heike und Dea fungierten ab sofort als legitimierte Sprecherinnen. Darüber hinaus wurde Margot als Kassenführerin bestätigt, eine Aufgabe, die sie schon länger mit viel Herzblut betrieb.

Die *Ladybugs* waren nicht mehr kopflos – aus dem bunt zusammengewürfelten Haufen war zum ersten Mal eine definierte Gruppe geworden.

Nach dem Treffen saß das neue Dreierteam noch lange zusammen und ließ die vergangenen Wochen Revue passieren. Sie alle hatten unter der unklaren Situation gelitten, unter den Diskussionen, den wilden Emotionen. So viele *Ladybugs*, die – aus verständlichen Gründen – sich dem nicht mehr hatten stellen wollen und die Gruppe verließen. Jetzt waren die drei plötzlich verantwortlich. Es lag an ihnen, die Gruppe zusammenzuhalten und loszumarschieren. Ein bisschen Respekt vor der Aufgabe nach diesen turbulenten und emotionalen Wochen, ja, das wohl – aber vor allem riesige Freude, es bis hierhin geschafft zu haben. Zum Abschied nahmen sie sich fest in den Arm, und Dea brachte es auf den Punkt: »Wisst ihr was? Ich bin mir sicher, das war's noch nicht mit den *Ladybugs*. Das Team ist so klasse – wir starten jetzt voll durch!«

# Die Arbeit im Dreierteam

Gewählt waren sie, doch erst allmählich wurde den dreien klar, welche Aufgabe sie hier auf sich genommen hatten. Klar, es mussten die üblichen Aufgaben angegangen werden, eine Struktur aufbauen für die Kommunikation, untereinander und mit dem Team, sie brauchten eine gewisse Aufgabenverteilung, damit jeder klar war, was sie zu tun hatte und was nicht. Die eigentliche Herkulesaufgabe bestand aber darin, dem Team Vertrauen in sich selbst wiederzugeben. In die Fähigkeit, sich selbst zu steuern, eigene Entscheidungen zu treffen – und zugleich das Misstrauen gegen einen ›Vorstand‹ zu zerstreuen. Anke, Dea und Heike mussten jetzt beweisen, was sie vorher immer wiederholt hatten: dass ein Vorstand nicht automatisch einsame Entscheidungen trifft, dass eine gute Struktur Abläufe beschleunigen und Aufgaben kanalisieren kann.

Gemeinsam begannen sie die Planung.

»Wir brauchen gute Kommunikation. Keine zufälligen Mails in der privaten E-Mail.«

»Und unsere Internet-Seite? Die passt jetzt gar nicht mehr.«

»Wir brauchen eine Möglichkeit, uns schnell abzustimmen – wir drei.«

»Wie verteilen wir die Aufgaben untereinander? Wer macht was?«

Zum Glück war das Thema ›Finanzen‹ schon von Margot übernommen worden. Seit einiger Zeit zahlten die *Ladybugs* zwar keinen Mitgliedsbeitrag, aber ein paar Euro pro Jahr für kleinere Ausgaben, wie Glückwunschkarten, Blumensträuße, Porto. Und das hatte Margot von Anfang an hervorragend gemanagt, es gab also keinen Grund, daran etwas zu ändern. »Margot ist der beste Geldeintreiber nach der Mafia«, so die einhellige Meinung, und alle waren sicher: Es liegt an ihren ausführlichen Urlauben in Italien.

Letztlich übernahm Dea das Thema ›Internet‹, sie besorgte uns eine fast professionelle Website mit dazugehörigem E-Mail Account. Ab sofort waren wir online erreichbar über ladybugs.drachenboot@yahoo.de.

»Und damit kann man dann auch einen Facebook-Account anlegen«, klärte Dea uns auf. »Damit habe ich es ja nicht so, aber ich schaue es mir mal an.«

Im Rückblick kann man sagen: Das war hoffnungslos untertrieben. Unser Facebook-Account hat inzwischen Hunderte Follower weltweit, und jedes Ereignis wird zeitnah mit vielen Bildern und Kommentaren dokumentiert.

Anke hatte bisher schon immer viele Kontakte in die Drachenbootwelt gehabt, hatte Organisationsaufgaben unternommen und war bei allen akzeptiert. Daher sollte sie weiterhin die erste Ansprechpartnerin für alle externen Belange sein, auch den Kontakt zu den Lüner Löwen und dem KSC auf- und ausbauen. Und Heike versprach, so viel wie möglich im Hintergrund abzufedern, den Schreibkram zu übernehmen.

Die schnelle Feinabstimmung erleichterte eine flugs angelegte Whatsapp-Gruppe. Nun konnte die Arbeit beginnen.

Noch immer verabschiedeten sich ehemalige Mitpaddlerinnen; trotz der Aussicht auf einen neuen Verein gab es einige, die dem Team einen Neuanfang nicht zutrauten.

Wann war die kritische Grenze erreicht, mit der eine Paddeltruppe keinen Sinn mehr machte? Dieses Horrorszenario wollten wir gar nicht bedenken.

Da half nur eines: Werbung machen, um neue Paddlerinnen zu finden, regelmäßige Teamsitzungen und eine unbedingte Offenheit gegenüber dem Team, damit wir alle, die wollten, mitnahmen auf unseren Weg als *Ladybugs* im KSC Lünen.

## Ladybugs crossing

Nach den positiven Gesprächen mit dem KSC hatte es noch vor Weihnachten 2014 (und vor der Wahl des neuen Dreierteams) ein erstes Beschnuppern beim KSC gegeben. Der Vorstand sowie die Lüner Löwen, das sportliche Drachenbootteam des KSC, luden zu einem adventlichen Kaffeetrinken und Kennenlernen ins Vereinsheim ein.

Der Vorsitzende, Friedhelm Deuter, ließ es sich nicht nehmen, uns persönlich zu begrüßen. Dr. Donat Romann und Dr. Günter Görtz als Vertreter des St.-Marien-Hospitals in Lünen bedankten sich für die Möglichkeit zur Kooperation.

Doch vor warmen Worten und Weihnachtsgebäck musste erst mal die Neugier der rund fünfzehn *Ladybugs* befriedigt werden. Die wenigsten kannten das zwar direkt am Kanal, aber doch recht versteckt gelegene Vereinsgelände. Daher führten Hagen und Peter – die beiden Steuerleute im Drachenboot und zugleich beide im Vorstand des KSC tätig – uns zunächst durch die Anlage. Was wir sahen, war beeindruckend. Ein wunderschön unter hohen Bäumen gelegenes Vereinsheim, eine Bootshalle mit hunderten von Kajaks und Kanus, ein kleines Fitnessstudio für die Sportler, sogar eine Gegenstromanlage gab es. Der Kanu- und Skiclub Lünen (so heißt er offiziell, auch wenn Skifahren wohl nur theoretisch dazu gehört) ist Leistungszentrum für den Kanusport, und aus seinen Jugendgruppen sind schon Welt- und Europameister hervorgegangen.

Wir Mädels waren schwer beeindruckt, vor allem von den Unmengen an Pokalen, die im Vereinsheim auf jeder frei verfügbaren Fläche standen. Übrigens beeindrucken diese Pokale uns jedes Jahr aufs Neue, wenn wir im Rahmen des Großreinemachens vor der KSC Regatta diese alle einzeln entstauben. Aber inzwischen ist von uns auch so einiges dazugekommen, da geht uns das Entstauben noch besser von der Hand.

Das erste Kennenlernen war erfolgreich verlaufen – noch fehlte allerdings die offizielle Aufnahme in den Verein. Dies sollte Ende März 2015 auf der Jahreshauptversammlung des KSC erfolgen.

Da saß das neue Dreierteam nun und musste irgendwie was halbwegs Offizielles zustande bringen. Wie konnten wir uns unserer neuen Heimat präsentieren? Wie würden wir da reinpassen, zwischen all die Sportler? Wie wäre die Reaktion auf unsere Erkrankung?

Wir wollten offen darüber reden, aber niemanden abschrecken, uns als eigenständige Gruppe, aber doch auch als neuen Teil des KSC präsentieren. Und, nicht ganz unwichtig, was konnten wir als Gastgeschenk mitbringen?

Letztlich hatten Dea und Simone den rettenden Einfall. Bei ihrem letzten USA-Urlaub hatten sie ein ganz besonderes Verkehrsschild gefunden. Es sah aus wie die Warnhinweise vor Koalas oder Schildkröten, ein quadratisches gelbes Schild, auf die Spitze gestellt. Bei diesem Exemplar liefen allerdings keine Bären, sondern Marienkäfer (Ladybugs) über die Straße. Das perfekte Geschenk an unseren neuen Verein!

So vorbereitet betraten rund zehn *Ladybugs* das bereits gut gefüllte Vereinsheim. In unseren pinkfarbenen Jacken waren wir bestens zu erkennen – und so manch ein fragender Blick ging zu uns herüber. »Die Mädels da in pink – wer ist das denn? Sind das die Neuen?«

Die Unklarheit sollte nicht lange anhalten.

Nach der offiziellen Begrüßung und dem warmen Willkommen durch Friedhelm Deuter, dem Vorsitzenden des KSC, revanchierten wir uns mit einer kleinen Rede, erklärten, was die Bewegung der Pink Paddler ist, wer wir sind, woher wir kommen.

Am Ende überreichten wir unser Gastgeschenk. Dea fasste für uns alle stellvertretend zusammen, was uns am Herzen lag, und sie vergaß auch nicht, dem KSC einen augenzwinkernden Warnhinweis mitzugeben:

»Als der alte Verein im Oktober letzten Jahres sein Engagement für uns beendete, waren wir plötzlich ohne Heimat. Umso mehr freuen wir uns, nahtlos weitermachen zu können hier in der tollen Anlage des KSC Lünen. Wir sind begeistert von dem herzlichen Empfang, der uns von allen, Vorstand wie Mitpaddlern, bereitet wurde. Auch das Feedback der ›Ladies‹ auf das neue Training ist einhellig positiv. Danke, Peter und Hagen, dass ihr das möglich macht.

Einen kleinen Warnhinweis haben wir allerdings – und ihr könnt ihn anbringen, wo es euch passend erscheint.

Für das ganze Vereinsgelände gilt ab sofort:

Achtung, *Ladybugs* crossing!«

Übrigens haben die KSCler sich diesen Warnhinweis zu Herzen genommen – und unsere Gabe postwendend im Vereinsheim aufgehängt. Wer heute den Versammlungsraum betritt, muss unter dem gelben Schild durchgehen. Es hat sich bewahrheitet: Was immer im Verein ansteht, sei es Arbeitsdienst, Regatta, Kuchen backen, Wertmarken verkaufen, Sportlerehrungen … überall findet man tatsächlich ›*Ladybugs* crossing‹ – sie gehören definitiv zum Verein dazu. Seit 2019 ist eines unserer Mädels sogar im engeren Vorstand des KSC, eine tolle Entwicklung.

## Das erste Training mit den Löwen

Unser erstes gemeinsames Training mit den Lüner Löwen fand bereits Anfang März 2015 statt. Ein großer Moment für uns. Das erste Mal mit dem neuen Verein, das erste Mal gemeinsam mit Sportlern im Boot. Und das erste Mal seit einem halben Jahr wieder ein Drachenboottraining.

Der einen oder anderen war noch gut in Erinnerung, wie zwei von uns einmal sonntags am Kanal unterwegs waren, als die ›Löwen‹ gerade ins Drachenboot stiegen. Sie kamen ins Gespräch und wurden prompt eingeladen mitzufahren. Die Reaktion von Andrea war damals eindeutig gewesen: »Nie wieder, das sind Tiere!« Dieser Ausdruck war keineswegs negativ gemeint, sondern im Gegenteil voller Bewunderung für die Kraft und Ausdauer, mit der das Team sein Boot vorwärtstrieb.

Und da sollten wir jetzt mit einsteigen? Allein schon das Boot ins Wasser zu lassen, war ein Kraftakt, denn noch gab es keine Stufen zum Kanal, mit genialer Rollenkonstruktion, sondern nur ein paar Gummimatten, die auf den Hang gelegt wurden, und über die das Boot ins Kanalwasser rutschte – und nach dem Training mühsam wieder hochgeschoben werden musste. Unmöglich für uns.

Zum Glück war das Einwassern des Drachenbootes nur eine vorübergehende Schwierigkeit. Nur wenige Monate später hatten die Männer des KSC Treppen an das Kanalufer gebaut (dafür muss sogar die Kanalbehörde sein OK geben!), passende Rollen angefertigt, so dass heute das Boot mit relativ wenig Kraftaufwand ins Wasser und wieder herausgeschoben werden kann – das schaffen notfalls sogar sechs bis acht Ladies allein. An solchen Dingen konnten wir immer wieder erkennen, wie gut der Verein – allen voran Peter und Hagen als unsere ersten Ansprechpartner – auf unsere Bedürfnisse eingegangen ist.

Etwas unsicher standen wir Mädels schließlich neben dem Boot auf dem Steg. Drachenboot fahren an sich konnten wir ja, aber jetzt und hier? Mit Paddlern, die in unseren Augen absolute Profis waren? Wir reihten uns ganz hinten ein, voller Spannung, wie so ein Training abläuft. Hagen stieg auf den Steuerbock und los ging es.

Schon bald wurde uns klar, was Andrea mit ihrer Einschätzung gemeint hatte. Wenn wir Mädels einen Start hinlegen, dann wird das Boot schneller, das ja; wir versuchen alles, um möglichst viel Druck in einen Schlag zu legen. Doch das ist ein leises Säuseln gegenüber dem kraftvollen Rauschen, was wir jetzt zu hören bekamen. Und dabei waren wir gerade mal mit dem Einfahren gestartet.

Hagen erklärte uns, wie so ein Training normalerweise abläuft: »500 Meter einfahren, dann vielleicht ein gestuftes Krafttraining mit 60/80/100 Prozent Krafteinsatz über insgesamt ein bis zwei Kilometer Länge, ein paar Starts mit sauberer Technik, ein oder zwei Rennlängen à 250 Meter, danach nochmals 10 Minuten ausfahren.«

Bei jedem Punkt seiner Aufzählung wurden wir kleiner und kleiner im Boot. Erstes Getuschel wurde laut.

»Das schaffen wir nie.«

»Ich steige aus – wenn ich das mitmache, kann ich mich morgen nicht mehr bewegen.«

»Genau, ich komme mit.«

Doch Hagen war noch nicht fertig, er fuhr unbeirrt fort:

»So haben wir das bisher immer gemacht. Aber heute trainieren wir mal ein wenig anders.«

Neugierig drehten sich die Köpfe zu ihm, einige erleichterte Seufzer waren aus den hinteren Bänken zu hören. Immerhin hatten wir alle seit sechs Monaten nicht mehr trainiert, während die Löwen nicht nur Sportler waren, sondern auch noch im Winter durchtrainierten, notfalls bei Dunkelheit mit Beleuchtung am Boot, oder beim Sonntagstraining.

Im ersten Training verlangte Hagen uns tatsächlich einiges ab. Aber immer wieder kam auch der Hinweis: »Die *Ladybugs* nehmen jetzt die Paddel rein.«

Dann stand eine Kraftübung speziell für die Löwen an, und so schaffte Hagen es, uns ein tolles Training zu bieten, ohne seine ›Löwen‹ zu unterfordern.

Als wir sechzig Minuten später wieder anlegten, klatschen alle spontan Beifall. Und die Löwen reichten uns wie selbstverständlich beim Aussteigen ihre Hand, halfen den neuen Mitpaddlerinnen aus dem Boot.

Ja, spätestens jetzt wussten wir *Ladybugs*: Es geht wieder vorwärts, hier sind wir willkommen, das kann eine neue Heimat, ein neuer Startpunkt für uns werden.

Und den Muskelkater am nächsten Tag nahmen wir gern wie eine Auszeichnung entgegen.

## *Zwischenruf: Einmal 1000 Schläge schaffen – von Dea*

Unsere ersten Trainings 2011 begannen mit wenigen Schlägen am Stück. Doch je länger wir trainierten, desto eher wollten wir so richtig was schaffen. Keine Ahnung, wie es dazu kam, aber irgendwann war das Motto da: 1000 Schläge am Stück in einem Training – das wäre doch obercool.

Irgendwann schien uns die Zeit, der Tag reif. Also rauf aufs Wasser und los. Langsame Schläge, einer nach dem anderen. Wir zählten laut mit, juchzten jedes Mal, wenn wir wieder 100 erreicht hatten. Klar, das ging nicht ohne Pause, wir ließen das Boot laufen, während wir kurz pausierten, die Paddel reinnahmen, durchschnauften. Unsere Steuerfrau feuerte uns an. 200 Schläge, 300, 400. Bei 500 ertönte ohrenbetäubender Jubel. Dass uns gerade ein vollbeladenes Frachtschiff entgegenkam, dessen Kapitän äußerst irritiert auf die wildgewordene Truppe Frauen im Drachenboot schaute – geschenkt.

Weiter ging's, immer gleichmäßig im Takt. Worauf niemand schaute, auch unsere Steuerfrau nicht, war die Uhr. Denn als Anfänger braucht man für 1000 Schläge (mit Pausen!) eine verflixt lange Zeit. Wenn eine Stunde Training geplant ist und am Ufer ein paar fleißige Helfer sowie der Trainer warten, um das Boot nach Trainingsende wieder mit aus dem Wasser zu nehmen, dann ist eine Wende nach der Hälfte der Trainingszeit nicht die schlechteste Idee, egal, wie viele Schläge geschafft sind. Soweit die Theorie, in der Praxis paddelten und paddelten und paddelten wir, die Steuerfrau steuerte und steuerte und steuerte, wir alle freuten uns über jeden vollen Hunderter – aber die Zeit ignorierten wir völlig.

Die Gesichter des wartenden Teams am Ufer wurden erst ungeduldig, dann ärgerlich, dann besorgt. Der Trainer, ausnahmsweise nicht selbst an Bord, drehte fast durch, sah seine Schäfchen, inklusive der noch relativ unerfahrenen Steuerfrau, schon im Kanal liegen. Und er trug doch die Verantwortung.

Schließlich warf er sich mit zwei, drei Helfern ins Auto und fuhr am Kanal entlang, nahm jede Stichstraße, die auch nur in die Nähe des Kanals führte. Irgendwann erblickten sie uns in der Ferne, laut zählend und lachend saßen wir da im Drachenboot, bei 800 waren wir inzwischen, sogar gewendet hatten wir schon. Allerdings waren wir sehr weit von unserer Anlegestelle entfernt. Und überhaupt nicht schuldbewusst.

»Hey, kommt sofort an Land!«, rief unser Trainer uns zu.

»Was ist los? Ist doch alles gut, wir sind erst bei 800 – 200 Schläge müssen wir noch.«

»Nix da, ihr kommt sofort an Land, ich übernehme jetzt das Training. Ihr hättet schon vor Ewigkeiten wieder zurück sein sollen.«

Wir Mädels schauten uns im Boot an, blickten ein wenig schuldbewusst auf die Uhr, doch eigentlich verstanden wir gar nicht, wieso unser Trainer so sauer war. Sollte er nicht stolz sein auf die stramme Leistung seiner Mädels? Wir jedenfalls waren es – stolz wie Oskar. Unsere Anspannung machte sich Luft – in fortgesetztem Kichern und Tuscheln und Giggeln über unseren Übervater, was auch nicht aufhörte, als wir mit Männerverstärkung schließlich wieder auf unseren Heimathafen zusteuerten. Im Nachhinein kann ich gut verstehen, welche Sorgen er sich gemacht haben musste – unsere ja doch nur eingeschränkt belastbare Truppe, eine zu dem Zeitpunkt noch sehr unerfahrene Steuerfrau. Damals aber waren wir fast wütend, dass wir unserem Rekord doch nicht so ganz geschafft hatten, eigentlich ja schon, aber nicht wirklich allein, denn die letzten Meter hatten uns die Männer im Boot begleitet, damit wir sicher zurückfanden.

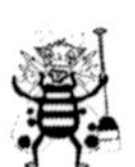

# Wir pflanzen einen *Ladybugs*-Baum

In dieser unruhigen Zeit fühlten wir uns alle ein wenig entwurzelt. Das mag übertrieben erscheinen, denn letztlich ging es doch um gar nicht viel, nur um unseren Sport. Und den kann man an verschiedenen Stellen machen. Also was soll's?

Wenn man sich den Hintergrund der *Ladybugs* jedoch etwas näher anschaut, dann kann man verstehen, dass es hier eben nicht einfach nur um den Sport ging. Eine Krebserkrankung ist extrem belastend – körperlich, aber auch emotional. Untersuchungen, Strahlentherapie, Operationen, Chemotherapien – von der ersten schockierenden Diagnose an ist man gefangen im Medizinbetrieb. Der bietet – vielleicht – die Hoffnung darauf, wieder gesund zu werden, gleichzeitig ist er aber unendlich bedrohlich in seinem auf technische Machbarkeit ausgelegten System.

Wer die Diagnose Brustkrebs erhält, für den ist nichts mehr wie bisher. Die Freunde teilen sich plötzlich in zwei Gruppen: die, die damit umgehen können, und die, die damit überfordert sind. Die Empfindlichkeiten steigen, manch gut gemeinte Äußerung trifft die Erkrankte bis ins Mark. »Wem kann ich mich anvertrauen, wem will ich mich anvertrauen?« Die Frauen, die zu uns zum Training kommen, haben all das überstanden, aber die Verletzungen haben Narben hinterlassen, gut verheilte, frische, manchmal auch noch offene seelische Wunden. Jede geht anders damit um. Manch eine sucht Selbsthilfegruppen auf, möchte sich austauschen, vielleicht sogar mit professioneller Hilfe. Und manch eine will einfach nur vergessen, was ihr geschehen ist, abhaken, weitergehen. Sich unserer Gruppe anzuschließen, erfordert eine gewisse Überwindung, denn es heißt, sich nochmals seiner Krankheit zu stellen. Auch wenn sie nur selten thematisiert wird, irgendwie sitzt sie immer mit im Drachenboot, mal deutlich sichtbar, mal etwas versteckt.

Gerade in den ersten Jahren der *Ladybugs* hatten viele Frauen ihre Erkrankung soeben erst überstanden. Sie trugen noch ihre Perücke, weil nach der Chemotherapie alle Haare ausgefallen waren – eine unvorstellbare seelische Belastung für die meisten Frauen. Viele trauten sich im Boot zum allerersten Mal, wieder ›oben ohne‹ – also nur mit den gerade erst nachwachsenden, raspelkurzen eigenen Haaren – aus dem Haus zu gehen. Der geschützte Raum im Boot half, die Zusprache der Mitpaddlerinnen, das Wissen darum, dass die Frau neben mir auf der Bank das gleiche durchgemacht hat wie ich selbst.

Das macht vielleicht ein wenig deutlich, warum ein Pink Paddler-Team zwar keine Selbsthilfegruppe im engeren Sinne ist (auch wenn wir *Ladybugs* inzwischen die Anerkennung als solche offiziell bekommen haben), aber es ist eben auch kein normaler Sportverein.

Entwurzelt – ja, so fühlten sich einige. Und was kann besser gegen Entwurzelung helfen, als einen Baum zu pflanzen? Simone brachte die Idee in unsere Gruppe. In ihrer Gemeinde wurde halbjährlich ein Pflanzfest gefeiert, bei dem jeder seinen eigenen Erinnerungsbaum pflanzen konnte. Seit vielen Jahren wurden dort Buchen und Eichen gepflanzt, zur Geburt, zu einem Jubiläum, nach einem Todesfall.

»Was haltet ihr davon, wenn wir als *Ladybugs* einen Baum pflanzen? Dann hätten wir auf jeden Fall eine Stelle, zu der wir gehen und wo wir uns immer treffen können.«

Noch war der Wechsel nach Lünen zum KSC nicht entschieden, zwar hatte es erste Gespräche gegeben, aber damals, im Winter 2014/15, waren die Planungen noch vage.

»Du meinst, falls es nichts wird mit Lünen?«

»Oder auch, falls es was wird. Am Baum können wir uns ja trotzdem treffen. Und wir haben dann eine Erinnerung an die, die wir gehen lassen mussten.«

Eine Weile war es still im Raum.

»Wo wir uns immer treffen können. Das klingt gut.«

»Egal, was sonst noch alles für ein Mist passiert ...«

»Ein Baum – das hat doch was. So was Dauerhaftes. Fühlt sich gut an.«

Die Entscheidung war gefallen, die *Ladybugs* würden ihren eigenen Baum pflanzen.

Wenige Wochen später standen wir auf der großen Wiese des Jubiläumswaldes in Bergkamen. Die Ladies natürlich in ihren pinken Jacken, von Weitem zu erkennen. Überall lagen Bäume und warteten darauf, eingepflanzt zu werden.

Der Bürgermeister hielt eine Rede, Spaten wurden geschwungen, professionelle Gärtner halfen den teilweise ungeübten Gästen beim Pflanzen und Bewässern.

Wir *Ladybugs* hatten pinkfarbene Rosen und Schleifen mitgebracht, dazu Sekt, um auf uns und alle Brustkrebspatientinnen anzustoßen. Sekt gehört bei uns halt ganz einfach zum guten Ton.

Gerade, als wir den ersten Schluck getrunken hatten, trat eine kleine Gruppe an den Nachbarbaum. Wir machten große Augen, war es doch die Familie von Elke, eine Mitpaddlerin, die im letzten Jahr den Kampf gegen ihren Krebs verloren hatte. Auch ihre Familie hatte einen Erinnerungsbaum bestellt. Dass bei den rd. fünfzig Neuanpflanzungen ausgerechnet diese beiden Bäume direkt nebeneinander standen, das konnte unmöglich Zufall sein, da waren wir uns sicher.

Seitdem treffen wir uns zwei Mal im Jahr an unserem Baum, zu jedem Pflanzfest im Frühjahr und im Herbst, dekorieren ihn mit rosa Rosen und Bändern. Immer sind wir in unseren pinkfarbenen Jacken gut zu erkennen. Und natürlich schmücken wir auch immer Elkes Baum. Im letzten Jahr haben wir unsere Paddelleine (ein Gurtband mit Schlaufen zum Einhängen der Paddel) zwischen beide Bäume gespannt und die Paddel drangehängt, ein deutliches Zeichen der Verbundenheit.

Wer also irgendwann zum Pflanzfest im Bergkamener Jubiläumswald kommt, sollte einfach mal nach pinkfarbenen Jacken Ausschau halten – wir sind einfach nicht mehr zu übersehen.

## *Zwischenruf: Elke und die Schmetterlinge – von Simone*

Elke kam im ersten Jahr zu den *Ladybugs*. Sie erschien regelmäßig zu den Trainings, aber ich hatte trotzdem nicht übermäßig viel Kontakt zu ihr. Unsere Gruppe wuchs damals sehr schnell, sodass nicht jede mit jeder engen Kontakt hatte.

Dann kam 2014 mein Tiefschlag, nach knapp zehn Jahren hatte ich einen Rückfall. Fast zeitgleich erkrankte auch Elke erneut. Wir waren beide in der Chemozeit, während der man eigentlich eher etwas zurückhaltender Sport betreibt.

Ich machte eine begleitende Zusatztherapie, die ich Elke nicht vorenthalten wollte, und schleppte sie mit dorthin. Die Therapie gab uns viel Energie, wir zwei ›Chemotussen‹ saßen auf einmal zusammen in der ersten Bank unseres Drachenbootes, am ›Schlag‹.

Oft amüsierten wir uns darüber, dass wir doch eigentlich total schlapp sein müssten, aber stattdessen motivierten wir die Truppe, mehr Gas zu geben.

Fast täglich trafen wir uns bei der Therapie und lernten uns immer besser kennen. Es entwickelte sich eine Freundschaft, und mit ein paar weiteren Mädels wurde daraus eine ganz besondere Gruppe. In dieser Gruppe war so einiges los – von einer Perückenparty bis zu einer geplanten Amerikareise.

Zu der Reise kam es leider nicht mehr. Elke ging es zunehmend schlechter, sie verstarb noch im späten Sommer.

Diesen Tag werde ich nie vergessen. An dem Morgen, an dem ich von Elkes Tod erfuhr, stand ich kurz vor der Abfahrt in den Urlaub. Ich sagte zu meinem Mann, ich bräuchte noch etwas Zeit, um mich von Elke zu verabschieden. Irgendwie hatte ich das Bedürfnis, ihr eine letzte WhatsApp-Nachricht zu schicken. Auch wenn sie diese niemals lesen würde, fühlte ich mich ihr dadurch nah.

Während ich ihr schrieb und mich von ihr verabschiedete, setzte sich ein Schmetterling auf meine linke Brust. Ich musste so sehr weinen, weil ich das Gefühl hatte, sie wäre noch mal zu mir gekommen, um Tschüss zu sagen. Der Schmetterling blieb eine ganze Weile sitzen, flog noch eine Runde vor mir herum und verschwand danach.

Erst nach Elkes Beisetzung erfuhr ich von ihrem Mann, dass ihre Lieblingstiere Schmetterlinge waren und auch ihr Grabstein eine Schmetterlingsform bekommen würde.

Eine ganze Weile hatte ich noch etwas sonderbare Ereignisse mit Schmetterlingen. Einmal setzte sich einer auf meinen Zeigefinger, und ich sagte spontan: »Hallo, Elke.«

Danke, Elke, du hast mir/uns gezeigt, wie besonders, wie stark und wie kämpferisch man sein kann, auch wenn sich der Weg dem Ende zuwendet.

Du bleibst unvergessen.

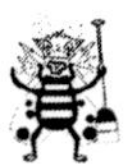

## Trainieren, trainieren, trainieren

Von Anfang an war geplant, gemeinsam mit den Lüner Löwen zu trainieren, zumindest für eine gewisse Zeit, eine Art Startphase. Denn einen weiteren Termin in der Woche zu finden, fiel schwer. Der Kanal und das Vereinshaus waren normalerweise voll belegt mit jugendlichen Kanuten, die dort ihre Trainings absolvierten. Wir waren auf einen Steuermann der ›Löwen‹ angewiesen, von uns hatte noch keine jemals hinten auf dem Steuerbock gestanden. Selbst wenn wir einen Termin gefunden hätten – uns wäre es ohne Unterstützung unmöglich gewesen, das Boot eigenständig ins Wasser und vor allem wieder herauszuschieben. Sogar bei den Löwen galt damals die eiserne Regel: »Unter acht bis zehn männlichen Teilnehmern wird das Boot nicht ins Wasser gelassen, viel zu schwer und zu gefährlich.« Wir hätten also Helfer gebraucht, die extra wegen uns kommen müssten – nicht sehr praktikabel.

Zu allem Überfluss waren wir inzwischen arg geschrumpft. Gerade mal fünfzehn *Ladybugs* standen auf unserer Teamliste. Natürlich konnte nicht jede bei jedem Training dabei sein, oft genug waren wir nur fünf oder sechs.

Ein Paralleltraining ließ sich ebenfalls schlecht organisieren, denn der KSC verfügte zwar über ein zweites Drachenboot, dieses war allerdings schon recht alt und deutlich schwerer als die modernen Sportboote. Und bestückt mit insgesamt dreizehn Bänken. Eine kleine Gruppe von sechs bis acht Frauen konnte das nicht einmal in Schwung bringen.

Also stiegen wir einfach bei den Löwen mit ins Boot. Bei jedem Training saßen wir hinten auf den letzten Bänken und lernten vor allem, dass wir noch viel zu lernen hatten, um mit Sportteams mitzuhalten. Ein dickes Dankeschön an die Lüner Löwen, die uns damals so selbstverständlich und ohne Berührungsängste aufgenommen haben.

Was uns sofort auffiel: Egal, ob Hagen oder Peter am Steuer standen, die Trainings waren immer abwechslungsreich, fordernd, aber nie überfordernd. Im alten Verein hatte das Training oft nur aus dem gemütlichen Abpaddeln einer gewissen Strecke bestanden. Das hatte vielen Frauen gefallen, konnte man sich doch die ganze Trainingsstunde über wunderbar unterhalten und ›schnattern‹. Anderen fehlte aber schon immer der sportliche Anreiz. Dies änderte sich in Lünen abrupt. Natürlich wurde weiterhin beim Aufwärmen gequasselt, was das Zeug hielt, aber sobald das eigentliche Training begann, wurde es ernst.

»Ruhe im Boot! Konzentriert euch!«

Und wir, die wir doch glaubten, schon so gut paddeln zu können, mussten immer wieder hören:

»Laaang nach vorn gehen, den Arm strecken, nicht kürzer werden!«

Wir merkten sehr schnell: Das hier ist Sport, richtiges Training. Nicht nur Kaffee-Paddeln. Die meisten waren begeistert, weil sie sich endlich auch sportlich gefordert fühlten. Denn auch, wenn das nicht das Wichtigste für uns war, natürlich fühlt es sich, auch für ehemalige Krebspatientinnen, einfach gut an, am Ende des Trainings ausgepowert zu sein, eine Strecke etwas schneller als beim letzten Training gefahren zu sein, Fortschritte zu sehen.

Das super abgestimmte Training von Hagen und Peter forderte uns ganz anders, als wir das bisher kannten. Wurden wir zum Ende der Stunde ein wenig unkonzentriert, kam gleich die Stimme von hinten: »Los, richtig durchziehen. Holt euch das Wasser, ist doch genug davon da!«

Damit hatte Hagen (oder war es Peter?) definitiv recht. Oft genug landete ein ordentlicher Schwall Wasser im Boot, sei es, weil der Paddler auf der Bank vor einem etwas weit durchgezogen und Wasser ins Boot geschaufelt hatte, oder weil eine von uns ungeschickt einstach.

Völlig neu für uns war auch die aktive Pause. Beim ersten Mal sahen wir uns irritiert an: »Aktive Pause? Was soll das denn sein?« Sonst hatten wir entweder gepaddelt oder eben nicht. Schon hart genug, dass wir jetzt kaum noch Luft zum Quatschen hatten, aber Pause war doch wohl Pause, oder?

Wir sollten schnell eines Besseren belehrt werden. Das, was bei uns früher ehrlich gesagt 80 % des Trainings ausgemacht hatte (lockeres Paddeln im Takt ohne großen Kraftaufwand), galt bei den Löwen als Pause. Oh ja, wir waren tatsächlich in einem echten Sportteam gelandet!

Was uns sehr half: Gerade im Drachensport kann jeder seine Leistung individuell dosieren. Natürlich sitzt man gemeinsam im Boot, will als Team etwas erreichen. Und je gleichmäßiger so ein Boot kräfte- und konditionsmäßig ›bestückt‹ ist, umso besser läuft es, umso eher lassen sich auch Regatten gewinnen. Aber letztlich kann jeder und jede so viel Kraft in die Schläge legen, wie es für ihn oder sie gerade passt. Vorausgesetzt, man bleibt im Takt, das ist das A und O im Drachenbootsport.

Wenn Peter mit uns im Training je 20 Schlag à 80/90/100 % Krafteinsatz fordert, dann kann ich meine ganz persönliche Anstrengung dennoch individuell dosieren. Ich lege fest, wo meine 80 % sind. Der Effekt auf den Vortrieb des Bootes ist bei einem durchtrainierten Zwanzigjährigen sicher ein anderer als bei einer zierlichen Dame über 60, die gerade erst ihre Chemotherapie hinter sich hat. Aber der Einsatz für den eigenen Körper, der ist bei beiden gleich. Und wenn es gar nicht mehr geht, dann nehme ich halt mein Paddel rein, mache eine kurze Pause, bis ich wieder bei Atem bin und mich erneut einreihe in das Ballett der Drachenbootpaddel.

Diese beiden heterogenen Gruppen im Training zusammenzubringen, die Löwen und die Ladies, das war die Herkulesaufgabe, die Peter und Hagen auf sich genommen und seit den ersten Momenten unseres gemeinsamen Trainings bravourös gemeistert haben. Die Übungsstunden waren immer abwechslungsreich, immer gab es Einheiten eher für die Löwen und andere eher für die *Ladybugs*. Was uns vor allem begeisterte: Niemand meckerte, wenn wir beim Einsteigen einfach länger brauchten. Oder beim Aussteigen ein oder zwei helfende Hände benötigten. Niemand machte sich über unsere noch sehr bescheidenen Paddelleistungen lustig.

Nur eines nervte die Lüner Löwen vermutlich gewaltig, vor allem die Herren: Unsere Münder standen niemals still, immer gab es was, worüber wir uns unbedingt austauschen mussten. Bis dann wieder ein deutliches ›Ruhe im Boot!‹ von hinten kam – oder das Training einfach keine Luft mehr übrig ließ fürs Quasseln.

## *Zwischenruf: Da hat es ›BÄÄMM‹ gemacht – von Bettina*

Seit 2016 bin ich mit Begeisterung bei den *Ladybugs*. Über Anke, eine gute Freundin von mir, die ebenfalls an Brustkrebs erkrankt war, hatte ich von den *Ladybugs* gehört.

Letztlich war es nur eine Frage der Zeit, wann ich denn wohl mal mit zu ihrem liebgewonnenen Drachenbootsport gehen würde. Denn wir kennen uns schon mehr als unser halbes Leben, bereits während der Berufsausbildung hatten wir uns kennengelernt und sind seitdem eng befreundet. Dass wir beide an Brustkrebs erkrankt waren, schweißte uns nur noch mehr zusammen. Anke hatte mir in den ersten Monaten ihres Paddelns viel von dieser besonderen Gruppe erzählt und lud mich dann ein, doch einmal zum »Schnuppertraining« mitzukommen. Um zu verstehen, warum das Paddeln mit den Frauen so besonders ist, bin ich dann einen Abend mitgegangen.

Bäämm! Da war's passiert. Nach meiner ersten Trainingseinheit verstand ich Anke. All die Frauen, die alle eine Brustkrebs-Erkrankung mitgemacht hatten, versprühten so eine Lebensfreude, dass der Funke sofort auf mich übersprang, obwohl ich zu diesem Zeitpunkt längst aus meinem Krankheitstal heraus war. Schließlich war meine Therapie schon mehr als sechs Jahre her und ich hatte meine festen Hobbys wie Tennis, Kochen, meine Familie, meine Freunde. Auch meine Arbeit in einer Zahnarztpraxis machte große Freude.

Die Faszination Paddeln im Drachenboot hatte mich gepackt. Ich liebe Wasser und nun lernte ich einen Sport auf dem Wasser kennen, den ich in unmittelbarer Nähe meines Heimatortes ausüben konnte. Der Bewegungsablauf des Paddelns gefiel mir. Ich machte bestimmt beim ersten Mal nicht alles richtig, aber darauf kam es in diesem Moment auch nicht an. Selbst in dieser ersten Stunde merkte ich: Das hier ist etwas ganz Besonderes. Die unterschiedlichen Frauen, wie sie ungezwungen miteinander umgingen. Jede half jeder – ins Boot hinein, wieder hinaus. Alle hatten das gleiche Schicksal erlebt, das war eine eingeschworene Gemeinschaft. ›Wir sitzen alle in einem Boot!‹ – im übertragenen Sinne mehr als passend. Ich spürte diesen Esprit, den Zusammenhalt.

Obwohl ich regelmäßig Sport treibe, merkte ich am nächsten Tag doch die Belastung der Arme, vom Rücken und Nacken, eben ein völlig anderer neuer, sportlicher Bewegungsablauf. Sogar im Allerwertesten spürte ich ein Ziehen. Es war kein Schmerz. Eher hatte ich das Gefühl, dass Muskeln beansprucht worden sind, die ich lange nicht gebraucht hatte, vielleicht durch eine unbewusste Schonhaltung nach der Brustkrebstherapie. Nach kurzer Zeit stellte sich ein Wohlgefühl ein. Schnell wurde mir klar, dass ich nächste Woche wieder dieses gute Gefühl haben wollte.

Damals, direkt nach meiner Brustkrebstherapie, hatte ich nie an eine Selbsthilfegruppe gedacht.

Es gibt ja viele Angebote, z.B. Gesprächskreise in Monatsabständen, Maltherapie, um Erlebtes in Bildern zu verarbeiten, regelmäßige Vorträge von Fachärzten zum Thema Brustkrebs mit anschließenden Gesprächen … Mir war aber klar, dass ich schnell in mein altes, gewohntes Leben zurückwollte. Dazu gehörte eben nicht, sich wöchentlich mit der erlebten Erkrankung neu auseinanderzusetzen. Deswegen hatte ich mir Ankes Erzählungen von den *Ladybugs* auch immer ein wenig skeptisch angehört. Ich hatte doch alles, mir ging es gut.

Dachte ich! Denn nach dem ersten Training im Drachenboot wusste ich, was mit zum Sehr-gut-Fühlen noch gefehlt hatte: die *Ladybugs*. Seit über vier Jahren paddele ich nun schon mit, war aktiv im Leitungsgremium, habe Florenz, Wanderfahrten und Regatten mitgemacht, und möchte nicht eine Minute davon missen.

## Wir werden international

Allmählich gewöhnten wir uns an den neuen Rhythmus in Lünen. Mittwochs trainierten die meisten Ladies, einige wenige Motivierte versuchten, auch noch am Sonntag ins Boot zu steigen und die Paddel zu schwingen. Noch immer war unsere Truppe arg klein, auch wenn wir versuchten, so präsent wie möglich zu sein. Wir verteilten Flyer bei der Krebswoche in Werne, gingen in die Chemozimmer der umliegenden Kliniken, paddelten bei einer Outrigger Regatta auf dem Kemnader See (übrigens Ankes allererster Versuch, ein Boot zu steuern – daran erinnert sie sich noch heute mit Schrecken) und streckten unsere Fühler aus zu den Selbsthilfegruppen im Kreis Unna.

Ein Event, das zwar keine neuen Mitpaddlerinnen ansprechen konnte, aber wichtig war für den Zusammenhalt innerhalb der Pink Paddler in Deutschland und darüber hinaus, war eine Regatta in Florenz, an der ein paar von uns teilnahmen. Seit einigen Jahren veranstalteten die Pink Dragon Ladies Florence eine internationale ›Pink‹-Regatta auf dem Arno. Schon 2013 waren *Ladybugs* dabeigewesen, trafen dort nicht nur die pinken Florentinerinnen, sondern auch andere Pinkies aus der ganzen Welt, zumindest aber aus Europa. 2015 war außer uns auch die deutsche Nachbarschaft da, Paddlerinnen aus Bochum und Datteln, wo es ebenfalls Pink Teams gab. Zusammen mit den inzwischen zum Teil schon bekannten europäischen Teams fühlte es sich an wie ein Familientreffen, bei dem auch noch die Cousinen und Cousins zweiten und dritten Grades dazugebeten werden.

Die Veranstaltung war beeindruckend. Und die, die dabei waren, ahnten nicht im Entferntesten, dass sie drei Jahre später erneut in Florenz sein würden, zu einer Veranstaltung mit noch deutlich höherem Gänsehautfaktor. Doch der Reihe nach, noch schreiben wir das Jahr 2015 und sind dankbar, überhaupt wieder an Regatten zu denken, war es doch erst wenige Monate her, dass wir nicht einmal einen Verein hatten.

Die Teilnehmerinnen brachten nicht nur begeisterte Berichte und tolle Fotos vom Paddeln auf dem Arno mit. Während der Regattatage war es zu vielen Begegnungen und Gesprächen gekommen. Cecilia, Steuerfrau der Florence Dragon Ladies und Organisatorin der Regatta in Florenz, war extrem aktiv im Vereinsleben der Pinkies in Italien und sie war auch international bestens vernetzt. Unter anderem fungierte sie als die Repräsentantin der ›International Breast Cancer Paddlers' Commission – IBCPC‹ in Europa.

In dieser Funktion machte sie den IBCPC auf die *Ladybugs* aufmerksam. Und der freute sich über die Möglichkeit, einen der weißen Flecken in Europa, nämlich Deutschland, tilgen zu können, indem sie uns die Mitgliedschaft bei ihnen anboten.

Wir wussten zunächst wenig über diesen Dachverband aller Pink Paddler weltweit, doch die Vorstellung, dann wirklich global Kontakte zu haben, klang verlockend. Außerdem sollten wir, als erstes deutsches Team, auch keine Mitgliedsgebühren zahlen müssen. Auf der Website fanden wir das Ziel dieser internationalen Vereinigung:

»*The IBCPC is an international organisation whose mandate is to encourage the establishment of breast cancer dragon boat teams, within the framework of participation and inclusiveness. We support the development of recreational dragon boat paddling as a contribution to a healthy life style for those diagnosed with breast cancer.*«

Na, das war doch zu 100 % genau das, was auch wir wollten. Weitere Kontakte konnten nur hilfreich sein, die weltweit wachsende Community der Pinkies bot ganz neue Möglichkeiten.

»Stellt euch das einmal vor«, brachte Anke es auf den Punkt. »Im IBCPC sind Teams aus der ganzen Welt, auch das Vancouver Team gehört dazu, das erste Pink-Team überhaupt. Wir könnten hinreisen und mit denen gemeinsam paddeln.«

»Ja, und in Florida gibt es auch Teams, habe ich auf der Website gesehen«, ergänzte Dea. »Optimal!«

Dea und ihre Florida-Urlaube waren legendär, sie hatte sogar schon einige *Ladybugs* zu Urlauben im Sunshine-State überredet.

Nur wenig später, Ende Juni 2015, kam die offizielle Antwort des IBCPC:

*Dear Anke and Heike, Welcome to the International Breast Cancer Paddlers' Commission! Ladybugs membership application has been received and your membership is good for life. The $100 membership application fee has been waived since you are the first team representing the country of Germany. …*

*We are delighted that your team has joined the IBCPC, an organization committed to supporting breast cancer survivors around the world through dragon boating. We look forward to paddling as one to raise awareness of breast cancer and the benefits of dragon boating while steering ahead for a cause and a cure.*

*Paddles Up and Take it Away,*
*Betty*

Unglaublich! Wir, die *Ladybugs* aus Lünen, vor einem Jahr noch absolute No-Names ohne Perspektive, waren international, wir waren sozusagen ›ehrenhalber auf Lebenszeit‹ aufgenommen worden. Wir revanchierten uns, indem wir uns im Newsletter des IBCPC im November 2015 vorstellten. Und dort übrigens schon über unseren Traum vom eigenen Boot sprachen.

# Ein eigenes Boot?

Die meisten waren begeistert von dem neuen Training – doch nach und nach stellte sich auch der eine oder andere Nachteil beim gemeinsamen Trainieren heraus.

Klar konnte jede das Paddel reinnehmen, wenn das Training zu anspruchsvoll wurde. Und klar waren die Löwen bereit, sich ein wenig zurückzunehmen, damit das Training für alle passte. Aber auf Dauer konnte das anstrengend werden – für die einen wie für die anderen.

»Wenn wir ein eigenes Boot hätten«, das war plötzlich ein Satz, der immer wieder durch unsere Gespräche flog. Erst als völlig unrealistischer Tagtraum geäußert, bekam diese Idee immer mehr Eigendynamik. Es war nicht nur das Thema ›ausgewogenes Training‹. Ein ganz anderer Aspekt kam immer stärker zum Vorschein. Wir *Ladybugs* wollten gemeinsam paddeln und Spaß haben und dabei etwas für uns tun – das konnten wir natürlich. Aber ein Unterschied ist es schon, ob in der Bank vor dir ein durchtrainierter Sportler sitzt – oder eben eine Leidensgenossin. Wenn es mir gerade wieder schlecht geht, wenn am nächsten Tag die jährliche oder halbjährliche Kontrolluntersuchung ansteht (unser ›TÜV‹), wenn ich einfach mal wieder etwas loswerden muss aus der Zeit der Krebstherapie oder angstvoll auf Untersuchungsergebnisse warte, dann fühlt es sich einfach ganz anders an in einem Boot mit ›gemischtem‹ Publikum.

Ein weiterer Aspekt kam dazu: Unsere Truppe war erschreckend klein geworden in den letzten Monaten. Wir hatten bereits Flyer entworfen, aber obwohl so viele Frauen in der Region an Brustkrebs erkranken, war die Reaktion fast gleich null. Vielleicht, so unsere Überlegung, schreckte es ein wenig ab, Teil eines normalen Sporttrainings zu sein, wenn die Chemo noch nicht lange zurückliegt, die Müdigkeit und der Chemiecocktail noch in den Knochen steckt, die Haare noch nicht wieder nachgewachsen sind.

»Wenn wir ein eigenes Boot hätten, könnten wir ein eigenständiges Training machen.«

»Wenn wir ein eigenes Boot hätten …«, so fingen plötzlich mehr und mehr Sätze an.

Lauter Luftschlösser, die wir bauten. Ein Boot kostet Geld, viel Geld, das wir nicht hatten. Ein Boot braucht einen Unterstand, und vor allem ein ausreichend großes Team. Eine Handvoll Frauen in einem Boot mit zwanzig Sitzplätzen?

»Es gibt auch 5-Bank-Boote. Das wäre doch passend für uns«, warf Claudia ein.

»Habt ihr gesehen? In Datteln startet die Damenkonkurrenz sogar im 5-Bank-Boot.«

»Das ist auch nicht ganz so teuer.«

»Aber viel kippliger«, gab Barbara zu Bedenken.

»Auf alle Fälle brauchen wir Sponsoren!«

»Und wenn wir es haben, dann wird es natürlich *pink*!«

Aus der vagen Idee war plötzlich ein Ziel geworden. Wir wollten ein eigenes Boot, und irgendwie mussten wir das Geld dazu zusammenbekommen.

Also entwarfen wir einen Brief für mögliche Geldgeber. Wir klapperten die Banken in der Umgebung ab, den Lions-Club, einige Unternehmen. Und ja, ein bisschen Geld konnten wir sammeln. Hier ein paar hundert Euro, dort die Kleinspende einer betroffenen Familie.

Wunderbare Gaben – aber wenn wir in dem Tempo weitersammelten, brauchten wir mindestens zehn Jahre, um an ein Boot zu kommen. So lange konnten wir nicht warten.

In der Zwischenzeit hatten wir Kontakte geknüpft zur Informationsstelle für Selbsthilfegruppen (K.I.S.S.) für den Kreis Unna. Auch dort gab es Fördertöpfe, dazu musste man allerdings als Selbsthilfegruppe anerkannt sein.

Selbsthilfegruppe – für die meisten von uns klang das nach Psychogerede im Stuhlkreis (und für diese unqualifizierte Ansicht bitten wir hiermit alle die um Verzeihung, die sich in Selbsthilfegruppen engagieren bzw. dort die Hilfen finden, die sie dringend benötigen.) Wir wollten doch einfach nur paddeln, am allerbesten in einem eigenen Boot.

Nach ein paar Gesprächen mit der K.I.S.S. wurde uns bald klar, dass Selbsthilfegruppen verschiedene Ausprägungen haben können. Wir beantragten die Anerkennung, und sie wurde sofort gewährt.

Damit hatten wir wieder eine Hürde genommen, das eigene Boot war aber immer noch weit weg.

Schließlich hörten wir von der Herbert-Grünewald-Stiftung, eine zum Bayer-Konzern gehörende Stiftung, die sich lt. Informationsschreiben für die Integration und Inklusion von Menschen mit Behinderung durch Sport stark machte.

Also, wenn wir nicht in dieses Schema passten, wer dann? Die Förderbeiträge könnten durchaus im vierstelligen Bereich liegen, hieß es. Sehr motivierend! Schnell ein Teamtreffen einberufen – natürlich waren alle einstimmig dafür, sich zu bewerben. Außerdem waren alle einstimmig dafür, dass so ein Antrag Chefsache war – also hatten Anke, Heike und Dea die Aufgabe, den mehrseitigen Antrag auszufüllen und möglichst viele schöne und gute Begründungen zu finden, warum gerade wir, die *Ladybugs* aus Lünen, das Geld für unser Boot benötigten.

Die drei feilten und schliffen, bis sie mit den Formulierungen selber zufrieden waren. Jetzt stand schwarz auf weiß, wer die *Ladybugs* sind, was sie eigentlich machen, woher sie kommen, wohin sie wollen. Und dass wir ganz unbedingt (!) ein eigenes Boot brauchten.

Im Herbst 2015 schickten wir schließlich mit viel Herzklopfen, aber wenig Hoffnung unseren Antrag ab. Uns war klar: Solche großzügigen Fördertöpfe werden von allen angezapft, da haben wir kaum Chancen. Mit Sicherheit gab es viel förderungswürdigere Gruppen, auch wenn uns, ehrlich gesagt, zu dem Zeitpunkt nichts anderes einfiel, was förderungswürdiger sein könnte als ein eigenes pinkes Drachenboot.

# Herzklopfen in Leverkusen

Der Herbst verging, Weihnachten, der Jahreswechsel 2015/16. Keine Antwort von der Grünewald-Stiftung. Wir hatten das ganze schon abgehakt, gingen in schöner Regelmäßigkeit die Liste möglicher Sponsoren durch, in der Hoffnung, unser ganz langsam anwachsendes Konto weiter auffüllen zu können. Der Vorstand des KSC hatte bereits signalisiert: »Wenn ihr ordentlich was gesammelt habt für euer Boot, dann helfen wir gern auf den letzten Metern.« Ein großzügiger Vorschlag, aber wir waren, mit etwas Realismus betrachtet, noch immer in der Startphase, die Zielgerade war noch nicht mal zu erkennen.

Anfang Januar bekam Dea einen Anruf im Büro. Ihr Mann Udo (unser erster Fan!) hatte gerade die Post entgegengenommen.

»Du, da ist was von der Grünewald-Stiftung dabei. Ist das wichtig? Soll ich das aufmachen?«

»Haben die unseren Antrag endlich gelesen? Das ist sowieso eine Absage. Mach halt auf.«

Udo zog das Schreiben aus dem Umschlag, überflog es kurz und meinte dann: »Du, das ist keine Absage, da steht ›Einladung‹ drüber. Die wollen euch sehen.«

Die Grünewald-Stiftung hatte unser Projekt tatsächlich in die engere Auswahl gezogen. Wir durften unser Projekt persönlich vorstellen – am 19. Januar 2016 in Leverkusen, direkt in den Räumen des Fußballstadions.

Sofort riefen wir eine außerordentliche Sitzung ein. Wer fährt hin? Wie bereiten wir uns vor?

Laut Einladung hatten wir das Recht, genau fünf Minuten über unseren Förderantrag zu sprechen, uns kurz vorzustellen. Wer länger sprach, war raus. Und wer sich nicht gut verkaufte, auch.

Schließlich fiel die Wahl wieder auf das Dreierteam (Chefsache!), auch wenn Dea etwas murrte, musste sie doch dafür einen Urlaubstag opfern (»....und hinterher wird's sowieso nichts« – so ihr Originalton. Sie hat allerdings am Ende hinterher freimütig zugegeben, dass sie selten einen so gut investierten Urlaubstag verbracht hat.).

Zu dritt entwarfen wir eine knappe Präsentation. Ein paar Fotos (pink!), ein paar wohlformulierte Sätze. Wir feilten an jedem einzelnen Wort, verteilten genau, wer was zu sagen hatte. Wir übten unseren Vortrag wieder und wieder, mit Stoppuhr, ohne Stoppuhr. Wir sehnten den Tag herbei – und bekamen doch alle drei feuchte Hände bei der Vorstellung, diese alles entscheidende Vorstellung für unser Boot übernehmen zu müssen.

Endlich war es soweit. Wir waren viel zu nervös, um auch noch Auto zu fahren, also erbot Deas Mann sich, uns nach Leverkusen zu chauffieren und sozusagen als moralische Unterstützung dabei zu sein. Nur zu gern nahmen wir das an, auch wenn wir argwöhnten, dass das Leverkusener Stadion ihn mindestens ebenso reizte wie unser Projekt. Natürlich waren wir viel zu früh vor Ort, warteten, gemeinsam mit vielen anderen, vor dem Besprechungsraum, in den im 10-Minuten-Takt Antragsteller hereingerufen und wieder entlassen wurden. So viele Bewerber. Schließlich hieß es: »Die *Ladybugs*, bitte«. Und dann ging es los.

Dea stellte die *Ladybugs* vor, Anke die gesundheitlichen Aspekte des Paddelns, Heike das Projekt ›5-Bank-Boot‹.

Gerade konnten wir uns noch für die Aufmerksamkeit bedanken, da war die Zeit auch schon um. Zwei, drei kurze Rückfragen, dann hieß es: »Vielen Dank, wir melden uns.«

Wir hatten getan, was wir tun konnten, jetzt lag der Ball bei der Grünewald-Stiftung. Und für uns hieß es wieder: warten, warten, warten.

# Ein eigenes Boot!

In den nächsten Wochen schwankten wir zwischen Euphorie und Resignation. Die erste Frage bei jedem Training war: »Und? Gibt es schon Nachricht von Bayer?«

Natürlich waren wir förderungswürdig – fanden wir. Aber ob die Stiftung das genauso sah? Und selbst wenn wir ein wenig Geld bekamen: Wir hatten gelesen, dass die Förderbeiträge selten vierstellig sind. Wir brauchten rund 6000 Euro – so viel, wie ein 5-Bank-Boot nun mal kostet.

Als endlich die Entscheidung aus Leverkusen kam, trauten wir unseren Augen nicht. Die Grünewald-Stiftung wollte uns nicht nur einen kleinen Betrag zum Boot dazugeben, nein, sie erklärte sich bereit, das gesamte Boot zu finanzieren. Ungläubig starrten wir immer wieder auf das Schreiben. Ganz langsam tropfte die Erkenntnis in unsere Köpfe, dass wir wirklich, ganz wirklich demnächst ein eigenes Boot haben werden.

Von dem Moment an gab es kein Halten mehr. Die WhatsApp-Gruppe explodierte vor lauter Jubelgeschrei, beim Training musste selbstverständlich eine Flasche Sekt geöffnet werden, für uns war gerade Ostern und Weihnachten und wohl auch noch Geburtstag auf einen Tag gefallen. Wir bekamen das Geld. Wir bekamen unser eigenes Boot. Und zwar in pink!

Ein Drachenboot kauft man nicht von der Stange, man muss es bestellen, ein paar Wochen warten und es dann abholen. Es einfach so mit der Post verschicken, ist nicht möglich, schließlich hat auch ein 5-Bank-Boot bereits die beachtliche Länge von neun Metern.

Peter und Hagen hatten wir wohl mit unserer Freude und unserem Enthusiasmus angesteckt, denn beide erklärten sich bereit, das Boot selber abzuholen aus Lübesse bei Schwerin, wo es bei der Firma BuK gebaut und mit wundervollen pinkfarbenen Drachenschuppen lackiert worden war. Hagen baute sogar in der Zwischenzeit noch still und heimlich einen

Trailer für uns, auf dem das Boot gelagert werden konnte. Und zwar nicht einen normalen Trailer, sondern einen mit einem beweglichen Wagen, mit dem das Boot einfach und ohne großen Kraftaufwand verschoben werden kann – eine enorme Erleichterung beim zu Wasser lassen und vor allem beim Herausholen des Bootes aus dem Wasser. Zusammen mit den inzwischen fertiggestellten Stufen und ›Einwasserungsrollen‹ hatten wir jetzt wirklich eine Luxusausrüstung beisammen, vor allem dank des handwerklichen Geschicks und tollen Engagements von Hagen.

Als der Vereinsbulli mit dem Hänger und unserem Boot auf den Hof des KSC fuhr, standen wir Mädels Spalier, wir winkten und jubelten und fielen den fleißigen Fahrern vor lauter Begeisterung um den Hals.

Da stand es nun, mit seinem leuchtend pinkfarbenen Schuppenkleid, das Langruder noch makellos glänzend. Unser Boot! Erst ein Jahr waren wir hier in Lünen beim KSC – und was hatten wir alles erlebt in diesen zwölf Monaten. Hätte uns im letzten Winter jemand gesagt, dass wir unser eigenes Boot haben werden, wir hätten ihn für verrückt erklärt. War doch einzig ›irgendwie weitermachen können‹ die Devise gewesen nach dem Abschied aus dem alten Verein. Und jetzt? Wir waren Teil der internationalen Vereinigung der Pink Paddler. Und wir hatten tatsächlich ein eigenes Boot. Wir waren rundum glücklich, jetzt konnte unsere Geschichte weitergehen, mit unserem wunderschönen, pinkfarbenen *Ladybugs*-Boot.

# Bootstaufe

Wir wollten das Boot ganz offiziell im Verein begrüßen, in seiner neuen Heimat. Und dazu gehörte eine zünftige Drachenboottaufe. Wie man das macht, davon hatten wir keinerlei Ahnung. Aber eines war klar: Wir wollten es krachen lassen. Eine richtig große Feier sollte es werden. Und alle sollten dabei sein, die Sponsoren und Förderer, die Ehemänner, die Lüner Löwen, der KSC Vorstand, natürlich das St.-Marien-Hospital, die Pinkies aus Datteln und Bochum, einfach alle. »Wir kriegen das schon hin«, war unsere Devise, auch für die Organisation der Taufe.

Über den Namen mussten wir nicht lange nachdenken, unser Boot konnte einfach nur »*Ladybugs*« heißen. Mehr Gedanken machten wir uns über das Logo, das den Bauch des Drachenbootes schmücken sollte. Wir hatten ja eines, und generell gefiel uns die Idee eines stilisierten Marienkäfers mit Drachenkopf immer noch recht gut, doch inzwischen wirkte es ein wenig kindlich und brav. So fühlten wir uns gar nicht mehr, wir waren erwachsen geworden, hatten mehr Profil bekommen, und genau das sollte unser Logo auch ausdrücken. Aber unsere Wurzeln verleugnen und das Logo völlig ändern wollten wir auch nicht.

Da wir kein Geld für einen professionellen Designer hatten, fragte Dea ihre Freundin Christine. Die hatte Grafikdesign studiert, litt selbst an dieser Krankheit und hatte schon oft neugierig nach uns gefragt. Sie erklärte sich spontan bereit, sich unser Logo ›einmal anzusehen‹.

Ein paar Tage später betrachteten wir die ersten Entwürfe und waren einfach nur begeistert. Noch immer schaute uns ein Marienkäfer mit Drachenbootkopf an, aber: Der Käfer war deutlich schlanker geworden, der Drachenkopf schaute angriffslustig und energisch statt niedlich. Aus der kindlichrunden Schrift war eine moderne geworden, das A in »*Lady-*

*bugs*‹ als stilisierte Brustkrebsschleife ausgeführt. Bisher hatte die Schleife etwas motivationslos am ›L‹ gebaumelt. Das hochgereckte Drachenbootpaddel zierten weiterhin die Deutschlandfarben, ansonsten dominierten pink und schwarz statt rot und grün. Ja, mit diesem Logo konnten wir unser Boot guten Gewissens taufen lassen und dann auch international antreten. Danke, liebe Christine!

Christine wurde natürlich auch zur Taufe eingeladen, dort saß sie zum ersten und einzigen Mal mit im Drachenboot. Wir hätten sie sehr gern mit ins Team geholt, doch das ließ die Krankheit, die letztlich stärker war als sie, schon damals nicht mehr zu. Aber ein bisschen ist sie ja doch immer bei uns dabei, im Boot, mit unserem wunderschönen neuen Logo.

Die Frage des Logos war geklärt. Die Einladungen waren entworfen, eine Art ›Zeremonie‹ hatten wir uns auch überlegt.

Wir konnten einen Pfarrer aus Lünen dafür gewinnen, ein paar Worte zu sagen. Das Boot und die *Ladybugs* zu segnen, konnte definitiv nicht schaden, auch wenn natürlich eine Drachenboottaufe eine zutiefst heidnische Angelegenheit ist, zumindest aus christlicher Sicht.

Zu einer Taufe gehört auch ein Taufpate. Wir hatten eine große Auswahl von Personen, die diese Ehre definitiv verdienten.

Da war zunächst mal der Vorsitzende des KSC. Schließlich hatte er uns mit offenen Armen in seinen Verein aufgenommen, obwohl wir so gar nichts von ›jugendlichen Sportlern‹ an uns haben.

Genau so gut wären Hagen oder Peter geeignet. Sie trainierten uns, waren immer zur Stelle, initiierten so tolle Dinge wie den Bau des Hängers, die Stufen am Kanal zum Einwassern des Bootes.

Oder Dr. Donat Romann oder Dr. Günther Görtz vom St.-Marien-Hospital Lünen, unsere ›Gründerväter‹.

Doch trotz der großen Auswahl brauchten wir gar nicht lange, um unsere Wahl zu treffen. Der Vorschlag des Dreierteams wurde sofort einstimmig angenommen. Pate unseres pinken Drachenbootes sollte unser erster Fan werden: Udo!

Udo hatte die *Ladybugs* von Anfang an begleitet, als Ehemann von Dea und Rollifahrer hatte er viele Stunden am Kanal verbracht, während wir trainierten. Als die ersten T-Shirts für uns gedruckt wurden, bestand er auf einem eigenen T-Shirt mit *Ladybugs*-Symbol und der Aufschrift: »1. Fan«, was er selbstverständlich auch bekam. In Datteln bei der Regatta übernahm er regelmäßig die Rolle des Zeugwarts, sammelte alle Wertsachen von uns ein und passte darauf auf, während wir auf dem Wasser waren.

Besonders in einem Jahr war das eine Herausforderung, denn es war reichlich kühl in Datteln. Alle Mädels trugen ihre dicken pinken Jacken und legten sie erst ab, als es direkt aufs Wasser ging. Eine nach der anderen drückte Udo ihre Jacke in die Hand – bis er fast ertrank in einem Meer aus pinkfarbener Baumwolle. So sieht echter Fan-Einsatz aus!

Er hatte uns nach Leverkusen kutschiert, als wir zitternd vor Nervosität unsere Vorstellung bei der Grünewald-Stiftung halten mussten, er hatte unsere Teammeetings im eigenen Wohnzimmer ertragen, unsere Post angenommen, Spenden akquiriert. Und – er wäre schrecklich gern einmal mit uns im Drachenboot mitgepaddelt. Das ist leider für ihn, als Rollifahrer, nicht möglich. So boten wir ihm an, unser *Ladybugs*-Pate zu werden.

Er hat diese Aufgabe wunderbar erfüllt – auch wenn er uns hinterher gestanden hat, selten so nervös gewesen zu sein wie bei unserem kleinen Festakt – er, allein mit dem Boot und dem Sektglas, inmitten lauter neugieriger Zuschauer.

In der Zwischenzeit hatten sich auch die Lüner Löwen entschieden, ihr Boot gemeinsam mit unserem taufen zu lassen. Denn obwohl sie bereits einige Jahre damit trainiert hatten, fuhr ihr gelbgeschupptes Boot noch immer namenlos herum. ›Eldfari – der Davonschießende‹, unter diesem Namen sollte es demnächst die Gegner auf den Drachenbootregatten der Umgebung hinter sich lassen.

Allmählich überwog in unserem Projektplan für die Taufe, den Heike und Anke akribisch führten, die Farbe ›grün‹, immer mehr Vorbereitungen waren erledigt, konnten abgehakt werden. Die Einladungen waren verschickt, erste Rückmeldungen bereits da. Für den offiziellen Teil wollten wir Sekt und Fingerfood reichen. Das Catering für den Abend übernahmen die Löwen. Die Spannung stieg. Anke, Heike und Dea verfassten eine kleine Rede, Ulrike und einige andere *Ladybugs* brachten das Boot auf Hochglanz, Dekomaterial (in grün und pink – Ehrensache) stapelte sich im Bootshaus. Irgendwann war alles vorbereitet. Jetzt brauchten wir eigentlich nur noch Sonnenschein. Bestellt hatten wir ihn, aber ob das so klappte mit der Lieferung …?

Aber da hätten wir uns keine Sorgen machen müssen, denn als der 26. Juni 2016 anbrach, da strahlte die Sonne vom Himmel – und mit allen *Ladybugs* um die Wette. Ein wenig übernächtigt trafen wir uns sehr früh am Bootshaus für die letzten Vorbereitungen.

Schließlich kamen die ersten Gäste. Die Täuflinge, Eldfari und *Ladybugs*, standen geputzt und geschmückt vor dem Vereinshaus und wurden gebührend bewundert. Mindestens ebenso sehr bewundert wurde das Buffet, das unsere Mädels zusammengebaut hatten. Es war das erste Mal, dass wir eine größere Veranstaltung in eigener Regie auf die Beine stellten, aber seitdem gilt bei uns: Wir können Catering! Was gab es da nicht alles für Leckereien: Fingerfood vom Feinsten, Marienkäfer aus Tomaten, eine Torte mit den beiden Logos der Löwen und der *Ladybugs*, sogar Melonenhälften, die mit viel Geschick und einigen Schaschlikspießen zu gelb-grün-rosa Drachenbooten verwandelt worden waren.

Und dann lief der Tag, auf den wir so lange hingearbeitet hatten, fast wie von selbst. Jede, einfach jede fasste mit an, jede hatte ihren Aufgabenbereich, jede sprang ein, wo es nötig war. Ein paar offizielle Ansprachen, dann segnete der Pfarrer die Boote. Und schließlich erhoben wir alle unsere Sektgläser, während Michelle von den Lüner Löwen bzw. Udo, unser *Ladybugs*-Fan, die Boote tauften.

So frisch getauft sollten die Boote ihrer Bestimmung übergeben werden, also halfen alle mit und schoben ›*Ladybugs*‹ und ›Eldfari‹ in ihr Element. Unter dem Jubel der Anwesenden fuhren beide Boote eine kurze Runde durch den Hafen, dann wurde es ganz still für die Blumenzeremonie. Hagen und Peter steuerten beide Boote längsseits, eine kurze Gedenkminute, dann flogen Blütenblätter durch die Luft, eine kleine Erinnerung an all die, die heute nicht mehr dabei sein konnten, weil der Krebs sie besiegt hatte. Es war uns wichtig gewesen, innezuhalten, bei aller Freude diejenigen nicht zu vergessen, die mehr gelitten haben. So manch eine verdrückte sich dabei ein paar Tränchen, wussten wir doch alle, wie eng die Trauer und die Freude bei einer Krebserkrankung zusammenliegen können.

Nach dem offiziellen Teil nahmen wir unsere Gäste mit in die frischgetauften Boote: Wer wollte, konnte sich in eines der Boote setzen und eine kleine Runde mitpaddeln.

Und abends verwöhnten die Lüner Löwen uns. Als Dankeschön für die von uns geplante Feier hatten sie sich bereiterklärt, abends den Grill anzuwerfen. Eine tolle Idee, und alle Ladies genossen es definitiv, sich nach dem vollgepackten Tag einfach einmal an den gedeckten Tisch setzen zu können.

Unsere Tauffeier war ein rundum gelungenes Fest geworden und wir waren dankbar und glücklich und voller Euphorie, unsere Erfolgsgeschichte weiterzuschreiben.

# Ein Jubiläum auf der Lippe
# Fünf Jahre *Ladybugs*

Auch wenn wir *Ladybugs* auf dem Datteln-Hamm Kanal trainieren – in Wahrheit sind wir echte Lippemädels. Warum? Nun, da gibt es mehrere Gründe: Zum einen sind wir sozusagen direkt an der Lippe ins Leben gerufen worden, zum anderen fließt die Lippe direkt in unserer Nachbarschaft, und einige Ladies sind sogar mit Lippewasser getauft.

Das kam so:

Für das Drachenbootfahren braucht man Wasser. Die Lippe, die ja direkt durch Lünen fließt und wunderschöne Auengebiete hat, wäre da eigentlich ideal, wären da nicht die Bestimmungen zum Befahren der Lippe zwischen Werne und Hamm, die sehr restriktiv sind. Deswegen weichen wir für unsere Trainings aus auf den Datteln-Hamm-Kanal und teilen uns diesen mit Kanuten, anderen Drachenbootteams, Freizeitskippern aus der Marina Rünthe und einer Menge beeindruckend großer Frachtschiffe, die immer Vorfahrt haben.

Trainieren auf der Lippe geht also nicht. Aber wir *Ladybugs* kommen aus Lünen, Werne, Bergkamen und Umgebung, für alle ist die Lippe ein Stück Heimat. Wie schön wäre es, könnten wir zumindest einmal in dieser tollen Natur paddeln statt auf dem Kanal. Allerdings: Bei der Vorstellung, ein immerhin neun oder sogar über zwölf Meter langes Drachenboot mittels Langruder durch enge Lippekehren zu steuern, bekäme unsere Steuerfrau (und unser Steuermann auch) vermutlich leicht graue Haare – vielleicht ist es also gar nicht schlecht, dass die Befahrensregeln uns für das Training auf den breiteren und graderen Kanal vertrieben haben.

Dennoch spukte die Lippe weiter durch unsere Köpfe. Und zum fünfjährigen Jubiläum, im Frühjahr 2016 (unser eigenes Drachenboot war schon da, aber noch nicht getauft) wollten wir rein ins Lippewasser – d.h. eigentlich natürlich nur rein ins Boot und ab auf das Wasser. Das Drachenboot konnten wir aus naheliegenden Gründen (siehe oben) nicht auf die Lippe bugsieren, aber es gibt ja kleinere Kanus. Und über den Kanu- und Skiclub Lünen auch die Möglichkeit, eine außerordentliche Genehmigung für das Paddeln auf der Lippe zu bekommen.

Am Westfalia Wehr in Beckinghausen ließen wir an einem kühlen und wolkenverhangenen Apriltag des Jahres 2016 unsere Kanus zu Wasser, dann ging es unter Paddeln Richtung Lünen. Die ersten paar hundert Meter fuhren die meisten Boote Kreise und Schlangenlinien und selten dahin, wohin sie sollten. Doch bald schon hatten sich die Steuerfrauen an die Kanus gewöhnt. Zügig ging es weiter Richtung Westen. Befahren werden sollte die Lippe von Beckinghausen bis zum Wehr Lippholthausen, mit kurzem Zwischenstopp in Lünen an der Stufenanlage direkt im Zentrum.

Wer einmal mit einem Kanu lautlos über einen Fluss geglitten ist, der wird es sich denken können: Alle waren begeistert. Die Lippe ist auf diesem Teilstück wirklich naturbelassen, Eisvögel, überhängende Bäume, Sandbänke am Ufer, Vogelgezwitscher, ein Duft nach Wasser und Algen und modernden Baumstämmen. Dies alles konnten wir hautnah erleben, nicht vom Fahrrad oder als Fußgänger, sondern mittendrin, auf dem Fluss.

In Lünen an den Lippekaskaden legten wir eine kleine Pause ein. Gar nicht so einfach, an den glitschigen Stufen anzulegen und auszusteigen. Aber es klappte. Was wir nicht bedacht hatten: *Einsteigen* kann manchmal noch schwerer sein als *aussteigen*. War es die algenbewachsene Stufe direkt unter der Wasseroberfläche? War es ein wenig zu viel Gewicht auf der einen oder anderen Seite? Wie auch immer, unter dem ungläubigen Blick der anderen Bootsbesatzungen neigte sich ein Boot während des Einsteigens plötzlich zur Seite, weiter und weiter. Wasser lief über den Süllrand, noch ein kurzes Schwanken, dann kippte das Boot endgültig um und ließ seinen Inhalt (Paddlerinnen, Steuermann, Taschen, Rucksäcke, Paddel) sanft ins Lippewasser gleiten.

»Das glaube ich jetzt nicht!« Unser Trainer und Steuermann Hagen konnte nicht fassen, dass er tatsächlich auch ›im Bach‹ lag – wohl zum allerersten Mal völlig unfreiwillig und unerwartet in seiner langen und beeindruckenden Laufbahn als Kanute und Drachenbootsportler.

Eine kurze Schrecksekunde für alle, dann waren gleich Passanten da, zogen die Gekenterten aus dem Wasser, die anderen Bootsbesatzungen retteten Paddel und Gepäck, und schon fünf Minuten später konnten wir Entwarnung geben. Alle wieder an Land, nichts passiert. Außer einem Schreck und ziemlich nassen Klamotten. Wie gut, dass die meisten Ehemänner zum Gucken nach Lünen gekommen waren, die brachten ihre nassen Damen gleich zum Umziehen.

Die restlichen Boote legten das letzte Teilstück mit deutlich mehr Respekt vor der Lippe zurück, aber als alle Kanus am Wehr Lippholtshausen wieder verzurrt wurden und die Schiffbrüchigen neu eingekleidet und warm verpackt zurückkamen, übertönte unser Geschnatter und Gelächter schon wieder jedes Vogelzwitschern.

Für den zünftigen Abschluss hatten wir uns Schloss Buddenburg ausgesucht. Das ist eigentlich nur eine Freifläche, auf der wohl mal ein herrschaftliches Haus gestanden hatte, heute sind aber nur noch ein paar Hecken und ein paar stilisierte Einrichtungsgegenstände zu sehen, die künstlerisch an das ehemalige Gehöft erinnern sollen.

Und – keine der *Ladybugs* durfte irgendetwas vorbereiten. Das Dreierteam hatte nämlich die Devise herausgegeben: »Beim Jubiläum sollt nicht ihr arbeiten, sondern euch feiern lassen. Wir kümmern uns um alles.« Arbeiten mussten die Männer – die waren eingespannt worden, hatten Sekt und Snacks, von Anke, Dea und Heike liebevoll vorbereitet, mit den Autos zum Endpunkt gebracht.

Schloss Buddenberg bot genau das richtige Ambiente, wir kamen uns sehr hochherrschaftlich vor, als wir dort zwischen hohen Hecken im imaginären Gutshaus einen großen Tisch mit Leckereien und Piccolöchen für jede vorfanden. Dass die Wände und das Dach fehlten – geschenkt! Denn die Sonne lugte inzwischen auch neugierig durch die Wolken. Sonne und Lachen und Sekt reichten aus für beste Stimmung – und das unfreiwillige Taufbad hatte zum Glück keine weiteren Folgen. Heute ist es eine Anekdote, die wir *Ladybugs* immer wieder gern erzählen. Und es zeigt: Auch wenn wir auf dem Kanal paddeln (müssen) – wir *Ladybugs* sind echte Lippemädels, mit Lippewasser getauft!

Ganz ehrlich, eine schönere Feier zum Jubiläum hätten wir uns gar nicht vorstellen können. Ohne Paddeln geht es einfach nicht bei uns Ladies. Und Sekt gab es ja schließlich auch!

Wir hatten nicht nur unser fünfjähriges Jubiläum geschafft, auch insgesamt ging unser kleines Team in eine ruhigere Phase über. Es wurde normal, gemeinsam mit den Löwen oder allein im eigenen Boot zu paddeln, selbst die Regatta in Datteln galt als ›fix‹, wenn wir Anfang des Jahres die Termine festlegten, an denen wir teilnehmen wollten. Übrigens jedes Mal Schwerstarbeit, denn die Zahl der pinken Events nimmt von Jahr zu Jahr zu. Also setzen wir uns immer rechtzeitig zusammen, um die Jahresplanung zu machen.

Ein paar Termine sind gesetzt: Bei der Regatta unseres Heimatvereins, dem KSC Lünen, geht es zwar nicht um Drachenboote, sondern um die sportliche Jugend im Rennboot, aber natürlich helfen wir mit, sei es in der Spülküche, am Kuchenbuffet oder beim Wertmarkenverkauf. Also schon mal ein fester Termin. Desgleichen die Regatta in Datteln. Dazugekommen ist inzwischen die pinke Wanderfahrt des DKV, der NRW Cup mit zwei bis drei Rennen sowie der deutschlandweite Pink Cup, eine Art inoffizielle Deutsche Meisterschaft der Pink Teams. Bei Letzterem treten wir seit 2018 im Ruhrpottboot an, gemeinsam mit den Kolleginnen aus Datteln und Bochum. Damit sind schon einige Wochenenden in der Saison belegt, aber es gibt so viel anderes: Emden Rund, Monkey Jumble, das Drachenbootrennen beim Hafenfest in der Marina Rünthe … Und die Trainingslager: in Datteln, in Lünen, auf Rügen. Und international: Amsterdam, Wien, Barcelona, die Voga Longa in Venedig – es ist unmöglich, alles zu schaffen, so verlockend manche Ausschreibung auch klingt. Wollen wir als Mannschaft starten, brauchen wir für ein 5-Bank-Boot schon zwölf Personen, um voll besetzt zu sein – zehn Paddlerinnen, ein Trommler, ein Steuermann. Bei vielen pinken Veranstaltungen sind Supporter möglich, also z.B. die Damen der Lüner Löwen, die immer gern aushelfen. Wir helfen dafür dann aus, wenn ihr Mixed-Boot zu geringe weibliche Beteiligung hat.

Zum Glück gibt es überall die Möglichkeit, sich mit anderen zusammenzuschließen. Und so sind wir in Summe bei vielen Veranstaltungen vertreten, wenn auch nicht immer als Team *Ladybugs*. Getreu unserem Motto, dass wir zwar ein Leitungsteam haben, die Arbeit aber gerecht verteilt wird, findet sich für jede Aktion immer eine Verantwortliche, die sich um die Organisation kümmert. Ein Vorgehen, was sich bisher bestens bewährt hat, denn es sind ja nicht nur die Regatten oder Wanderfahrten, bei denen wir dabei sind. Wir machen Werbung für unsere Sache, versuchen, neue Mitglieder zu finden, sind bei Veranstaltungen der Selbsthilfegruppen und des St.-Marien-Hospitals dabei, usw. Unser Jubiläumsjahr 2016 z.B. war wirklich vollgepackt mit den verschiedensten Aktionen, von denen nur ein Teil direkt sportlich war.

Ja, vieles wurde normal, gewisse Routinen setzten ein, wir waren keine Neulinge mehr, weder im Boot, noch im Verein, noch in der eingeschworenen Gemeinschaft der Pinkies in Nordrhein-Westfalen, Deutschland und darüber hinaus. Unsere Übersicht der Aktivitäten von 2016 macht deutlich, wie voll unser Terminkalender war – und das sollte in den folgenden Jahren ebenfalls normal werden.

**Aktivitäten 2016 der Ladybugs**

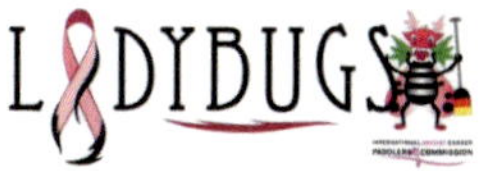

| Datum | Aktivitäten |
| --- | --- |
| 25. Januar 2016 | Das Jahr beginnt mit einem Paukenschlag: Finalrunde bei der Grünewald-Stiftung. Anke, Dea und Heike geben ihr Bestes. 14 Tage später jubeln wir über eine Spende von über 6000 Euro. |
| 08. April.2016 | Die Lüner Löwen holen unser Boot ab und werden von begeisterten Ladybugs empfangen. |
| 01.-03. April 2016 | ‚Pinkies' Traininglager auf dem Kemnader See in Bochum |
| 02./03. April 2016 | Steuerkurs in Essen: die erste Ladybug mit Steuerschein. |
| 16./17. April 2016 | Beim Trainingslager in Datteln sind die Muskeln gefragt – nix für Weicheier |
| 23. April 2016 | Unser 5jähriges Jubiläum feiern wir standesgemäß: mit einer Kanutour auf der Lippe |
| 14-15 Mai 2016 | Benefiz-Tennisturnier. Wir stellen uns und unser neues Boot vor und erhalten eine großzügige Spende. |
| 11./12. Juni 2016 | Bei seiner großen Regatta vertraut uns der KSC den Wertmarkenverkauf an. Beim Elefantenbootrennen haben wir zwar keine Chance gegen die Sportler, aber wir sind mit Ehrgeiz und Spaß nicht die letzten. |
| 18. Juni 2016 | Nur eine Woche später backen und verkaufen wir Kuchen bei der Krankenhausregatta des Marienhospitals. Schade, dass das Wetter nicht mitspielt. |
| 22. Juni 2016 | Der WDR besucht uns und macht eine tolle Reportage über die Ladybugs. In der Lokalzeit Dortmund flimmern am 23. Juni Ladybugs über die Mattscheibe. |
| 26. Juni 2016 | Der absolute Höhepunkt des Jahres: unser neues pinkes Boot wird getauft. Tolles Catering (alles selbstgemacht - danke vor allem an Andrea und Simone), tolle Gäste, tolle Stimmung |
| 27. August 2016 | Unser sportlicher Höhepunkt, der Day of Dragon, Datteln. Wir gewinnen das B-Finale – eine stolze Leistung für uns Pinkies |
| 10. September 2016 | Pinke Wanderfahrt auf der Saarschleife. Gleich 8 Ladybugs sind dabei. |
| 16.–18. September 2016 | Emden Rund: Anke und Margot unterstützen die Lüner Löwen bei der traditionellen Langstreckenregatta |
| 07.-09. Oktober 2016 | Trainingslager in Rügen. Anke, Margot sind dabei |
| 16. Oktober 2016 | Der Hörfunk ist auch da, wir geben ein Interview. Leider wird der Beitrag nicht gesendet, weil just am geplanten Sendetag das Attentat in Berlin geschieht. Vielleicht 2017… |
| 23. November 2016 | Traditioneller Besuch beim Weihnachtsmarkt |
| 27.November 2016 | Auch beim jährlichen Adventspaddeln in Datteln (mit Grünkohl) sind wieder einige dabei. |

## *Zwischenruf: Wasser ist einfach meins – von Margot*

Wasser ist einfach meins. Ob bei der Betreuung von Kinderschwimmen, im DLRG oder beim abendlichen Bahnenschwimmen im Freibad, im und auf dem Element Wasser fühle ich mich wohl.

So brauchte ich nicht lange, um mich für den Drachenbootsport zu entscheiden, als die *Ladybugs* (damals noch namenlos) ins Leben gerufen wurden.

Ich habe es nie bereut. Vor allem seit wir bei den Kanuten in Lünen trainieren, gibt es so viele Möglichkeiten, auf dem Wasser zu sein. Die starke Verbreitung der ›Pinkies‹ tut ihr übriges. Natürlich bin ich mit auf Rügen zum Trainingslager gewesen – mit dem Drachenboot auf dem Bodden – wie geil ist das denn? Und natürlich war ich bei der Kanutour auf der Lippe dabei, als wir Fünfjähriges hatten. Dann, im Sommer 2019, als die sonnigen heißen Tage gar nicht enden wollten, bot der Verein uns ein Schnuppertraining fürs Kajakfahren an. Ich war dabei, logisch. Wir stiegen in die behäbigen Wanderkajaks des Vereins und paddelten mutig auf dem Kanal. Keine von uns kenterte, alle kamen trocken zurück an Land, auch wenn so manche etwas verkniffen schaute vor lauter Konzentration.

»Im Wanderkajak, das ist ja nun wirklich kein Problem, da sitzt man sicher wie daheim auf dem Sofa«, kommentierte Maik, einer der jüngsten Lüner Löwen, Steuermann und begeisterter Rennkajakfahrer, beim nächsten Training unsere Schnupperstunde.

»Wer es länger als fünfzehn Sekunden im Sportkajak schafft, dem gebe ich ein Bier aus.«

Schweigen im Boot, aber wie typisch für mich: Margot konnte mal wieder die Klappe nicht halten. »Die Wette nehme ich an«, hörte ich mich selbst sagen. Insgeheim dachte ich mir, dass es sooo schwer ja unmöglich sein konnte. Und ehrlich, auch wenn ich eine der älteren *Ladybugs* bin: Ich war immer sportlich, habe schon Halbmarathons mitgemacht, gehe mehrmals wöchentlich zu irgendeinem Sportkurs, habe ein ausgesprochen gutes Gleichgewichtsgefühl. Und wenn ich doch im Bach lande: Kein Problem – Schwimmen kann ich schließlich auch.

Kurze Zeit später standen gerade mal zwei mutige *Ladybugs* auf dem Steg, die anderen im Halbkreis erwartungsvoll um uns herum. Je näher ich dem Boot kam, desto unsicherer wurde ich. Es war wirklich schmal und sah extrem kipplig aus. Anke traute sich als Erste. Ein vorsichtiger Versuch – doch sie lag schon im Wasser, ehe sie sich überhaupt richtig zurechtgesetzt hatte.

»Los, Margot, jetzt du«. Kneifen war wohl nicht mehr möglich, also los. Vorsichtig setzte ich einen Fuß in die Mitte des Bootes. Eine Hand vorn am Süllrand, dann sollte man – so die Theorie – gaaanz vorsichtig den zweiten dazusetzen, sich dann in den Sitz gleiten lassen, eine Hand am Steg. Irgendwie schaffte ich es bis in die Sitzposition, meine Hand krampfte sich am Steg fest. Rennkajaks sind so schmal gebaut, dass sie nicht einfach auf dem Wasser schwimmen, sondern direkt umkippen. Nur durch die Beschleunigung und die Arbeit des Paddlers erhalten sie Stabilität.

»Das sieht doch schon gut aus«, feuerte Maik mich an. »Jetzt das Paddel in die Hand, etwas abstoßen und schnell Fahrt aufnehmen.« Der hatte gut reden, von wegen Paddel greifen – wie sollte ich das Paddel in die Hand nehmen, wenn das Boot so seltsame Seitwärtsbewegungen unter meinem Hintern machte? Oh Mist, ich würde hier zur großen Belustigung aller ins Wasser kippen, ohne auch nur einen Meter mit dem Ding gefahren zu sein. »Warum nur, liebe Margot, hast du mal wieder die Klappe nicht halten können? Jetzt sieh zu, wie du die Suppe auslöffelst!«, motivierte ich mich selbst.

Was soll ich sagen? Es dauerte keine fünfzehn Sekunden, bis ich tropfnass wieder aus dem Kanal kletterte. Aber immerhin hatte ich es versucht. Rennkajak wird nicht mein Sportgerät, das weiß ich, aber trotzdem: Wasser ist meins – und Drachenboot sowieso.

# IBCPC-Regatta in Florenz: *Die* Regatta!

Tatsächlich, unser Vereinsleben hatte sich normalisiert seit 2015. Definitiv nicht normal war die Regatta 2018 in Florenz – und deswegen hat die ein eigenes Kapitel verdient.

### *Florenz – Vorboten*

Florenz! Schon der Name klingt verheißungsvoll. Die Wiege der Renaissance, eine der reichsten Städte im ausgehenden Mittelalter. Lange, bevor auch nur die ersten europäischen Siedler ihren Fuß auf amerikanischen Boden setzen, lebten und intrigierten hier die Medici, fühlten sich Kunst und Kultur heimisch – so viele große Namen, die mit dieser Stadt verbunden sind: Michelangelo, Leonardo Da Vinci, Galileo Galilei. Und die Gebäude! Kirchen und Paläste, wohin das Auge blickt. Diese Stadt, diese Mauern müssen so viel gesehen haben.

In einem sind wir uns allerdings sicher: In der fast 2000-jährigen Geschichte von Florenz gab es niemals so viel pink in der Stadt wie 2018 zur großen, internationalen Regatta des IBCPC, des internationalen Komitees der Pink Paddler. Und wir, die *Ladybugs* aus Lünen, waren dabei.

»Mega, einfach nur toll.«

»Ich bin noch ganz benommen von den tollen Eindrücken.«

»Gänsehautfeeling pur.«

»Das toppt alles, was ich bisher in meinem ganzen Leben erlebt habe.«

»So lange haben wir darauf hingearbeitet – und jetzt ist es Wirklichkeit. Ich bin so dankbar, hier dabei sein zu dürfen.«

Solche Reaktionen von Ruhrpottlern und Westfälinnen wegen eines Paddelevents? Man merkt, Florenz war und ist für uns etwas ganz Besonderes. Doch der Reihe nach.

2015 waren wir Mitglied im IBCPC geworden, als erstes deutsches Team überhaupt. Mit großem Stolz führen wir seitdem auch deren Logo auf unserer Website. Die Kontakte entstanden über das pinke Drachenbootteam der ›Florence Dragon Ladies‹, die bereits seit Jahren regelmäßig Regatten veranstalteten, und damit auch Starterinnen über die Grenzen Italiens hinaus anzogen.

Ausgerechnet dieses Team hatte sich um die Ausrichtung der Regatta des IBCPC beworben und den Zuschlag bekommen. Nach Veranstaltungen in den USA, Kanada und Australien sollte dieses Event, laut Veranstaltern das größte weibliche Sportevent weltweit, nach Europa kommen, sozusagen vor unserer Haustür stattfinden.

Wäre es Marseille gewesen oder Bordeaux oder Stockholm – wir wären vermutlich gar nicht so aufmerksam geworden auf die Veranstaltung. Aber Florenz! Wo einige von uns bereits gepaddelt waren und an das sie nur die allerbesten Erinnerungen hatten – sportlich, emotional und kulturell.

Schon bald merkten wir, dass es hier um mehr ging als um eine einfache Regatta. Vorstellen konnten wir uns nicht so viel darunter. Die Newsletter waren ein wenig verwirrend, und dann war da der Preis. Wollten die tatsächlich 300 Euro Startgebühr pro Person haben? Normalerweise kostet die Anmeldung für ein ganzes Team bei Drachenbootregatten nicht so viel. Der nächste Knackpunkt waren die Konditionen: Über 2000 Euro bei Registrierung des Teams, nicht rückzahlbar! So viel Geld hatten wir gar nicht zur Verfügung. Hinzu kam: Die Anmeldefrist begann 2016, volle zwei Jahre vor dem Event. Wie viel in zwei Jahren passieren kann, dass hatten wir ja gerade leidvoll erfahren müssen durch den Vereinswechsel – ganz abgesehen von unserer Erkrankung, die immer wieder ausbrechen kann. Einigen erschien das Risiko zu hoch. Was, wenn es uns in zwei Jahren gar nicht mehr gab, weil wir zu wenig Teammitglieder waren, wir uns auflösen mussten ›mangels Masse‹? In der Teamsitzung Sommer 2016 schlugen die Diskussionen hohe Wellen. Wir schwankten zwischen einmaliger Chance und unkalkulierbarem Risiko.

Dea hatte das Internet durchforstet und einen YouTube-Film des letzten Festivals in Saragossa/Florida gefunden. Als die Bilder über den Schirm flimmerten, standen uns die Münder offen: Hunderte, ja Tausende Teilnehmerinnen bei der Abschlusszeremonie. Unglaublich! Plötzlich begriffen wir, wie groß diese Bewegung weltweit ist. Und wir, die *Ladybugs* aus Lünen, gehörten dazu. Als erstes deutsches Team hatten wir die Möglichkeit, die Erfolgsgeschichte des Pink Paddling sozusagen ›live‹ mitzugestalten und weiterzuführen. Diese Chance konnten und wollten wir uns nicht nehmen lassen, allen (berechtigten) Bedenken zum Trotz.

Der Clip auf YouTube war unsere Initialzündung: Wir starteten die Mission Florenz. Erst einmal ernannten wir Heike und Dea zu Teamcaptains, denn die sprachen beide relativ gut Englisch, waren öfter privat oder beruflich international unterwegs und kannten sich bestens am Computer aus. Alle Interessentinnen mussten sofort eine ordentliche Anzahlung leisten, Geld, was – im Protokoll festgehalten – nicht mehr zurückgezahlt werden konnte, egal, was passierte. Damit wollten wir unsere Kasse füllen. Unsere Finanzverwalterin Margot, nicht umsonst von allen liebevoll Inkasso-Margot genannt, legte Listen an und mahnte unerbittlich, falls sich jemand sich zu viel Zeit ließ mit der Anzahlung.

Uns war klar, dass wir niemals eine komplette Mannschaft stellen konnten. Die Regatta fand in 10-Bank-Booten statt, das hieß: 22 Personen je Mannschaft inkl. Steuerfrau und Trommlerin. Aber vielleicht konnten wir unser Team mit Kolleginnen aus anderen Städten auffüllen? Jedes Pink-Treffen, sei es in Schierstein, Datteln, Kassel oder anderswo, stand ab sofort unter einem Motto: Die Werbetrommel rühren und Teilnehmer finden für Florenz.

Dea und Heike arbeiteten sich durch den Wust von Papieren und Informationen, die mit der Anmeldung auf das Team einprasselten. Und dann fanden wir eine Notiz, die uns einiges Kopfzerbrechen machte, denn bei IBCPC-Regatten gibt es eine Besonderheit, die für uns fast zur Stolperfalle wurde.

Im Allgemeinen stellt der Veranstalter Steuerleute, die einspringen, falls eine Mannschaft keinen eigenen Steuermann dabei hat. Gerade für Pinkies ist das wichtig, denn meist ist der Steuermann auch der Trainer, aber keineswegs selbst betroffen, er hat über den Sport zu den Pink Paddlern gefunden.

Die Regeln des IBCPC verlangen aber, dass alle Regattateilnehmer, inkl. Steuermann und Trommler, selbst ›Breast Cancer Survivors‹ sind, also Personen, die irgendwann einmal an Brustkrebs erkrankt waren. Tja, und nun? Heike hatte einen Steuerschein, hatte auch schon einige Male gesteuert, winkte aber gleich ab.

»Das mache ich nicht, ich habe ja gar keine Erfahrung, und jetzt auch noch Knieprobleme – ich mache gern die Organisation, aber steuern bei einer Regatta ist mir zu aufregend.«

Blieb Anke, die auch schon einige Male auf dem Bock gestanden hatte und definitiv ambitioniert war. Wir beschlossen, es darauf ankommen zu lassen. Entweder konnten wir vor Ort doch einen Steuermann oder besser -frau bekommen (»Dann sagen wir halt, unser sei kurzfristig ausgefallen – muss doch gehen!«), oder Anke fühlte sich bis dahin sicher genug, um uns durch die vier Rennen auf dem Arno zu steuern.

Um es kurz zu machen: Anke hat uns gesteuert. Sie hat viele Monate intensiv trainiert, uns sicher an den Start und über den Arno gebracht, und dass sie nach dem ersten Rennen geheult hat vor Erleichterung, hat niemand von uns gemerkt.

### *Florenz – Es wird konkret*

Wir rührten weiter die Werbetrommel, um ein Team zusammenzubekommen. Inzwischen hörten wir, dass auch die Bochumer Kolleginnen dem IBCPC beigetreten und fest entschlossen waren, ebenfalls in Florenz zu starten. Dieses Team fiel für unser Boot also aus. Aber Anke schaffte es, die Tübinger Paddlerinnen zu begeistern, auch aus Kassel stießen drei Damen zu uns. Als dann auch noch Anne und Monika aus Emden dazu kamen, war die Erleichterung groß. Unsere Finanzierung stand, wir hatten genügend Interessentinnen, um ohne Verluste teilzunehmen.

Jetzt mussten wir nur noch nach Florenz reisen und uns ins Boot setzen. Hotels konnten wir über den Veranstalter buchen. Um Geld zu sparen, reservierten wir möglichst früh die Flugtickets. Direktflug von Düsseldorf nach Florenz, günstig, passend, für alle – wunderbar. Dachten wir! Denn wir buchten bei Air Berlin, deren aufkommende finanzielle Schieflage bei uns für lange Gesichter sorgte. Der Flug wurde von der Airline storniert. Ersatzlos und ohne Rückerstattung. Wir mussten also kurzfristig bei einer anderen Airline erneut buchen. Eine teure Angelegenheit, so hatten wir uns das nicht vorgestellt. Aber dickes Kompliment an die Mädels: Wirklich keine hat dies zum Anlass genommen, ihre Teilnahme zu stornieren, obwohl für die eine oder andere die doppelten Flugkosten, neben all den Aufwänden für Teilnahme und Hotel, eine ziemlich bittere Pille waren.

Wir machten uns gegenseitig Mut. »Wenn es so dumm anfängt, dann kann es doch nur noch gut werden«, war unser Motto.

Und Evi ergänzte: »Wie gut, dass die erste Buchung und die ersten Zahlungen so früh waren. Da konnte ich ja schon wieder was zur Seite legen. Hätte es allerdings lieber für schicke italienische Lederschuhe als für einen zweiten Flug ausgegeben.«

### *Florenz – Trainingslager und Kennenlernen*

Frauen aus vier Teams, die sich nicht einmal alle untereinander kannten! Und dann in Florenz am Start das erste Mal gemeinsam im Boot sitzen? Diese Vorstellung machte nicht nur Steuerfrau Anke graue Haare.

»Wir müssen uns unbedingt kennenlernen und gemeinsam trainieren, zumindest mal ein Wochenende lang.«

Diesen Vorschlag fanden alle sinnvoll, aber das bedeutete: Wieder eine Veranstaltung, noch mehr Arbeit. Andererseits: Catering können wir, paddeln auch und unser tolles Vereinsheim bietet den allerbesten Rahmen. Anke und Ulrike krempelten die Ärmel hoch und stellten ein Trainingslager auf die Beine.

Als wir darüber mit den Pink Patrols aus Bochum ins Gespräch kamen, machten die große Augen. »Oh, so was haben wir auch schon überlegt, aber das ist so viel Arbeit.« Die Pink Patrols hatten in der Zwischenzeit ebenfalls ein Boot für Florenz gemeldet und standen vor der gleichen Situation wie die *Ladybugs*. Kurze Abstimmung bei uns – dann krempelten Anke und Ulrike ihre Ärmel einfach noch etwas höher, die Mengen fürs Catering wurden verdoppelt. Am Ende hatten sich fast fünfzig Paddlerinnen angemeldet.

Nach und nach trafen sie alle am Vereinshaus des KSC Lünen ein: die Pinkies aus Tübingen, Kassel, Emden, die Bochumer, Dattelner und Heilbronner. Nach drei intensiven Trainingseinheiten paddelten wir alle im gleichen Takt, das Rahmenprogramm mit Kaffee, Kuchen und einem zünftigen Grillabend tat sein Übriges.

Auch das gemeinsam entworfene Team-T-Shirt für Florenz (natürlich in pink!) sorgte für ein gutes Gemeinschaftsgefühl.

Bei der Abreise am Sonntagmittag waren aus einzelnen Gruppen Teams geworden. Allmählich nahm Gestalt an, worauf wir schon so lange hinarbeiteten. Auf Wiedersehen in Florenz!

### *Florenz – Es geht los!*

Die letzten Wochen, bevor wir wirklich in den Flieger stiegen, waren hektisch, vor allem für Heike und Dea. Sie koordinierten alles und alle, spannten ein Netz aus Mails und WhatsApps von Lünen nach Emden über Kassel nach Tübingen und zurück. Da waren die Bilder nicht im richtigen Format, die für die Regattaausweise eingereicht werden mussten.

Hier fehlte eine Unterschrift, dort eine E-Mail-Adresse, das medizinische Attest über die Tauglichkeit für eine ›non-competitive‹ Regatta war nicht ordnungsgemäß abgestempelt. Dazu die offizielle Kommunikation mit dem Orga-Team in Florenz. Von dort trafen fast täglich neue Anfragen ein:

- *Bitte schicken Sie uns eine Teambeschreibung mit Bild für die Regattabroschüre in englischer Sprache.*
- *Bitte nominieren Sie die Teilnehmer am IBCPC Kongress.*
- *Bitte benennen Sie die jüngste Teilnehmerin Ihres Landes, die die Flagge bei der Eröffnungsparade tragen wird.*
- *Bitte benennen Sie die älteste Teilnehmerin ihres Landes, die die Flagge bei der Abschlusszeremonie tragen wird.*
- *Bitte benennen Sie die Teilnehmerin, die Ihr Team bei der Blumenzeremonie vertreten wird.*

Uns schwirrte der Kopf. Die Nerven lagen blank. Wir konnten nicht einfach irgendwen benennen, irgendetwas schreiben. Wir waren Frauen aus vier Teams – die wollten gerecht berücksichtigt werden. Darüber hinaus gab es zwei deutsche Boote. Wenn wir also die Repräsentanten des Landes brauchten, dann war auch da Abstimmung erforderlich.

Aber schließlich war auch die letzte Mail geschrieben, das letzte Dokument hochgeladen.

»Puh«, kommentierte Heike, »das war ein Akt! Jetzt hoffe ich nur, es fehlt nicht irgendeine läppische Kleinigkeit bei der Einschreibung vor Ort, und zweiundzwanzig Frauen sind umsonst angereist. Ein Albtraum!«

### *Die ersten Tage*

Wir hatten vereinbart, dass alle Teilnehmerinnen selbst ihre Anreise organisieren mussten – schließlich sind die *Ladybugs* kein Reiseunternehmen. Und so kamen wir nach und nach in kleinen Gruppen in Florenz an. Die pinkfarbenen Jacken und giftgrünen T-Shirts (unsere Mannschaftskleidung) erwiesen sich als äußerst praktisch bei Gruppenreisen. Beim Umsteigen auf dem Flughafen in Zürich reichte ein Blick in die Runde, um sich wiederzufinden. Und: Schon dort trafen wir die ersten Paddlerinnen aus Übersee, wurden erste Informationen und Eindrücke ausgetauscht. Plötzlich realisierten wir: Wir sind dabei – wir sind Teil einer weltweiten Bewegung, hier sind wirklich Menschen aus allen Ländern der Welt.

Heike hatte dies schon ganz konkret einige Monate vorher erfahren. Sie hatte ihre Freundin in Australien besucht und unternahm während ihres Aufenthalts auch eine Tour an der Südküste entlang. In Bairnsdale, 300 km östlich von Melbourne, fand ein Hafenfest statt – alles, was schwimmen konnte, war zur Bootsparade auf dem Wasser. Unter anderem ein pinkfarbenes Drachenboot.

»Das sind doch ganz bestimmt Pinkies, schau nur, ein rosa Boot, und die T-Shirts sind auch rosa.«

Ihr Mann war skeptisch. »Meinst du? Können doch auch andere Drachenbootsportler sein.«

»In rosa? Eher nicht. Ach schade, die legen am anderen Ufer an. Sonst würde ich hingehen.«

Doch Heike hatte Glück. Als sie später am Hafen entlangschlenderten, war das Boot am Ufer aufgebockt, ein Plakat wies auf die Pinkies hin und zwei Damen verteilten Informationen. Es dauerte nicht lange und Heike war im Gespräch mit einer Dame, die tatsächlich ebenfalls nach Florenz kommen wollte. Aus Südaustralien! Wahnsinn, für ein Paddelevent um den halben Erdball fliegen.

### *Das offizielle Programm – 3. bis 8 Juli 2018*

Unser erster gemeinsamer Programmpunkt war die Registrierung. Pünktlich standen wir am Donnerstag früh um 10 Uhr in der Schlange vor dem Palazzo Vecchio, um unsere Ausweise entgegenzunehmen. Heike und Dea kämpften sich durch die

Formalitäten, wiesen ihren dicken Hefter mit allen Originaldokumenten und Unterschriften vor und erhielten im Gegenzug ein dickes Paket an Teilnehmerausweisen, T-Shirts, Katalogen. Und verteilten alles in der Sonne vor dem uralten Palast an eine aufgeregt schnatternde Schar von Frauen, die sich voller Stolz die Rennausweise umhängten, als seien es Ehrenorden.

Die Rennen selbst begannen erst am Samstag, doch es gab so viel zu entdecken, so viel zu unternehmen. In kleinen Gruppen zogen wir los, die einen zum Shoppen, die anderen besuchten Museen oder den Botanischen Garten. Dazwischen gab es Probetrainings, eine Drachenbootfahrt auf dem Arno. Heike, Dea und Anke waren häufig in offizieller Mission unterwegs. Ein Treffen der europäischen Vereine im IBCPC, eine Delegiertenversammlung aller IBCPC-Teams (im wundervollen Saal der Fünfhundert des Palazzo Vecchio – schon das ein einmaliges Erlebnis), und dann natürlich die Besprechung der Steuerleute und Teamcaptains.

Am Freitag die Pink Parade: Alle Teams, nach Nationen sortiert, zogen durch die Altstadt von Florenz, winkend und lachend und strahlend. Zu den Klängen der Nationalhymnen versammelten sie sich auf der Piazza Signoria, um der offiziellen Eröffnung zuzuhören. Es war ein wenig wie bei den Olympischen Spielen. Als die Rennen zu den Klängen von ›Imagine Dragons – Next to me‹ und ›Andra Day – Rise Up‹ offiziell eröffnet wurden, war der Jubel unbeschreiblich.

Firenze in Rosa – so hieß der Slogan, den sich die Veranstalter auf die Fahnen geschrieben hatten – an diesem Tag war es tatsächlich Wirklichkeit geworden.

Und wir, die *Ladybugs* aus Lünen, waren dabei!

### *Die Rennen*

Am Samstag begannen endlich die Rennen. Früh morgens brachten uns Busse zum Cascine Park, dem Rennareal am

Arno. In langen Schlangen warteten die Teilnehmer auf den Einlass. Eins vorweg: Die eine oder andere mochte ein wenig Bedenken gehabt haben, ob so eine Organisation funktionieren kann – in Italien, man weiß ja, dolce vita und so. Und die Formalien im Vorfeld waren oft schwer zu verstehen. Aber: Die Organisation war einfach traumhaft! Die Warteschlangen am Eingang bewegten sich ebenso schnell wie die vor den Lunchzelten zur Mittagspause, fast fünfzig Rennen täglich starteten im Minuten-Takt und verschoben sich nur ein einziges Mal ein wenig: Wegen eines drohenden Gewitters musste der Rennbetrieb für ein Stunde unterbrochen werden. Ein Riesenkompliment an die Organisatoren, an die vielen Helfer, die palettenweise Wasserflaschen für die Teilnehmer heranschleppten, die immer ein freundliches Wort fanden, eine Lösung für jedes Problem – es war einfach klasse.

Entlang des Arno, im Cascine Park, standen dicht an dicht weiße Pavillons; eine riesige Zeltstadt, die in kürzester Zeit von den Paddlerinnen in Beschlag genommen wurde. Jedes der etwa 120 Teams hatte sein eigenes kleines Zelt, ein paar Sitzmöglichkeiten, einen Tisch. Jedes davon verwandelte sich in Windeseile in ein individuelles Teamzelt. Mit Flaggen, Plakaten, Dekorationen aller Art verschönerten begeisterte Paddlerinnen ihre Pavillons. Die Teamschilder, die wir bereits bei der Parade durch Florenz getragen hatten, hingen jetzt an den Eingängen und verrieten, welche Gruppe sich hier niedergelassen hatte.

Der weitläufige Park, der für die Öffentlichkeit gesperrt war, bot viel Platz, um unter Pinien einfach mal zur Ruhe zu kommen. Raus aus dem Renntrubel, auf einer Wiese liegen und die Augen schließen. Oder sich gleich wieder ins Getümmel stürzen, in das der Verkaufsstände, die sich dort an den Wegen entlangzogen: der Souvenirstand mit Merchandising-Produkten, der Stand mit Paddeln, Sitzkissen und anderem Paddelzubehör; natürlich gab es auch T-Shirts, Schmuck, Rennkleidung; eine Body-Painterin bot ihre Dienste an – und immer, immer, immer bildeten sich Menschentrauben vor den Ständen. Schließlich waren über 4000 Frauen hier versammelt – übrigens das weltweit größte weibliche Sportevent laut offizieller Eröffnungsrede von Meri Gibson, der am Tag zuvor gerade neugewählten Präsidentin des IBCPC.

Vor den Toilettenhäusern, vor allem vor den seltenen, die mehr waren als ein Dixi-Klo, wurden die Warteschlangen zur Geduldsprobe. Dennoch blieben alle geduldig, freundlich. Auch hier kam man ins Gespräch, tauschte sich aus, lernte weitere Teilnehmerinnen kennen. Überall herrschte ein wildes Durcheinander von Sprachen. Sich zu verständigen, ging immer. Meist mit Englisch, notfalls mit Gesten oder einfach mit einem Lächeln.

Wir *Ladybugs* wurden einfach mitgewirbelt. Und genossen jede Minute. Wir tauschten ›buttons‹ mit anderen Teams, ließen uns fotografieren mit Kalifornierinnen, Schwedinnen, Taiwanesinnen, Australierinnen – alle in pink, alle in Festivalstimmung.

Einen Punkt hatten wir im Vorfeld nicht bedacht: Was sollten wir denn als Kampfgeschrei nehmen? Jedes Drachenbootteam motiviert sich vor den Rennen mit einem markerschütternden Gebrüll – vermutlich in der Hoffnung, damit die Gegner einzuschüchtern. Wir *Ladybugs* hatten unseren Spruch, klar, aber unsere Gäste aus Tübingen, Emden und Kassel hatten ihre eigenen. Wir traten zwar unter dem Namen *Ladybugs* an, aber schon unser Team-T-Shirt hatten wir bewusst neutral gewählt.

Beim ersten Rennen motivierten wir uns, indem wir einfach alle vier Sprüche nacheinander absangen. So richtig überzeugte uns das nicht. Nicht so wichtig, dachten wir.

Nur Elke aus Tübingen wollte sich nicht damit zufriedengeben. »Das geht doch wohl besser«, sagte sie sich. Und zog nach der Mittagspause plötzlich ein Papier hervor. »Also, ich habe mir da mal was überlegt …«

Von dem Moment an hatten wir auch einen gemeinsamen Motivationssong, der Elemente aus allen vieren aufnahm – eine tolle Idee.

*Auf geht's, Schwestern, haut mal rein,*
*Die letzten sein, das will kein Schwein.*
*40 starke Arme ziehen*
*Müsli essen für das Team!*
*Lünen hat die Haare schön,*
*und man wird uns siegen sehen.*
*Neckardrachen pink-gelb-grün:*
*Volle Kraft aus Tübingen.*
*Kassel ist auch mit dabei.*
*Fulle Wasser – hoi, hoi, hoi!*
*Emden wird zum schnellen Drachen.*
*Auf geht's, Mädels, lasst es krachen!*

Na, wenn uns das nicht motiviert durch die Rennen brachte … Danke, Elke!

Wie alle Festivals des IBCPC (und dieses in Florenz war bereits das fünfte, nach Vancouver und Petersborough in Kanada, Caloundra in Queensland/Australien und Sarasota in Florida) geht es beim Rennen nicht in erster Linie um Platz und Sieg. Der Festivalcharakter ist wichtiger als die Zeiten beim Rennen. Deswegen gibt es auch keine Siegerehrung, nur das allerletzte Rennen wird zwischen den fünf Teams bestritten, die bisher die besten Zeiten hatten. Dennoch sorgte die Rennleitung dafür, dass ungefähr gleichstarke Teams aus der Vorrunde gegeneinander antraten, so dass niemand völlig abgehängt wurde und jedes Rennen spannend blieb. Wir *Ladybugs* hatten ohnehin keinerlei Ambitionen auf gute Zeiten. 500 Meter Renndistanz, doppelt so viel wie bei uns daheim, mit einer Steuerfrau, die noch nie in ihrem Leben ein Rennen gesteuert hatte, einer Trommlerin, die in Florenz fast das erste Mal auf dem Trommelstuhl Platz nahm, und einem Team, das nur ein einziges Wochenende überhaupt zusammen im Boot gesessen hatte – das war auch ohne sportliche Ambitionen eine Herausforderung. Wir wollten nur eines: sicher ins Ziel kommen – und uns natürlich nicht ganz blamieren.

Um es kurz zu machen: Unsere Steuerfrau Anke hat uns sicher durch jedes Rennen gesteuert. Es war definitiv nicht einfach, bei den vielen Booten die Übersicht zu behalten, passend den Startplatz anzufahren, das Boot zu wenden, ohne andere zu behindern, sich von den vielen Anweisungen der Starter nicht aus der Ruhe bringen zu lassen. Unsere Trommlerin Evi hat sich die Seele aus dem Leib geschrien, um uns anzufeuern, uns zum Endspurt zu treiben, egal, wie lahm sich unsere Arme schon anfühlten. Die beiden Simones am Schlag hatten bestes Gespür für den richtigen Takt. Und alle, alle, alle haben immer ihr Bestes gegeben, das letzte Quäntchen Kraft aus Armen und Oberkörper geholt. Auch wenn wir bei den Rennen viele Drachenboote von hinten sahen – wir sind sooo stolz, dabei gewesen zu sein.

Schon beim Einchecken für die einzelnen Rennen und am Ziel war der Festivalcharakter spürbar. Bei Rennaufruf standen wir am sogenannten ›Boat Marshalling‹ in langen Reihen teamweise nebeneinander und warteten darauf, in die Boote steigen zu dürfen. Ein großes Hallo quer über Teamgrenzen hinweg. Ein Team stimmte ein Lied an, das nächste nahm es auf, usw. Nach dem Rennen klatsche sich nicht nur die eigene Mannschaft ab, nein, alle Teams eines Rennens stellten sich auf, und bis alle an der langen Reihe der fünf Bootsbesatzungen entlanggelaufen waren, konnten schnell einige Minuten vergehen.

Während der Wartezeit am Boat Marshalling war natürlich auch Zeit, die ›Konkurrenz‹ zu beobachten. Unser erstes Rennen am Samstag hatten wir zwar nur knapp, aber doch als letztes der Boote beendet. Wir schauten uns die anderen Teams an, dieses Mal vor allem Kanadier und Amerikaner, ziemlich taffe Sportnationen. »Dieses Mal wollen wir aber nicht letzte sein. Strengt euch an, denkt an unseren neuen Kampfschrei!«, motivierte uns unsere Trommlerin Evi.

Aus der Mitte unseres Teams meinte jemand: »Na, also, schau mal, das Team dort, die sind doch alle mindestens zehn Jahre älter als wir. Das werden wir doch wohl schaffen.« Alle nickten bestätigend – aber wir hatten die Rechnung ohne den unglaublichen sportlichen Ehrgeiz und Einsatz der Amerikanerinnen gemacht. Die Damen fegten uns problemlos ab, gingen sogar als Erste durchs Ziel, für uns blieb erneut nur die Position als Schlusslicht. Als Erklärung bleibt uns nur: Während in Deutschland pinke Teams, die mehr als zwanzig Mitglieder haben, die absolute Ausnahme sind, gibt es in Nordamerika Vereine mit mehr als 100 oder sogar 200 Mitgliedern. Und in Florenz waren allein 33 Teams aus Kanada und 34 Teams aus den USA vertreten.

### *Abschlussfeier*

So viele Eindrücke und überwältigende Momente! Wir konnten uns kaum vorstellen, dass dies noch zu toppen sei – bis wir die Abschlussfeier und dabei vor allem die Blumenzeremonie erlebten. Ein einziges Foto der Zeremonie, die Musik von Enya, die kleinste Kleinigkeit reicht noch immer aus, um bei den Teilnehmerinnen ›Gänsehautfeeling‹ auszulösen. Aber von vorn.

Am Sonntagabend, nach rund hundert Rennläufen und fast auf die Minute pünktlich, begann das Abschlussprogramm. Zunächst das Gedächtnisrennen für Sandy Smith, eine der Wegbereiterinnen des IBCPC, die an Brustkrebs verstorben war und bei jedem Festival besonders geehrt wurde. Dieses Rennen wurde von den fünf besten Teams bestritten. Für die nachfolgende Blumenzeremonie hatte jedes Team eine Teilnehmerin nominieren dürfen. Bei uns war die Wahl auf Christine aus Tübingen gefallen. Monika aus Emden würde für Deutschland die Flagge bei der Abschlussfeier tragen. Es waren wirklich genug Höhepunkte zu erwarten.

Die Zeitabläufe waren knapp, daher hatten die Organisatoren den Teamcaptains eingebläut, auf jeden Fall pünktlich mit den Nominierten am Boat Marshalling zu sein. Nach dem letzten Rennen kurz nach Mittag herrschte bei uns – und eigentlich überall – eine seltsame Mischung zwischen Ent- und Anspannung. Die Zeit war verflogen und zugleich so unendlich dicht gepackt gewesen. Die vielen intensiven Momente der letzten Tage, Adrenalinstöße bei den Rennen, die Internationalität, der ständige Geräuschpegel. Dann die Begegnungen mit Frauen aus aller Welt, mit denen uns zwei Dinge verbanden: die Liebe zum Drachenboot und die überstandene Erkrankung, die uns alle an diesen wunderbaren Ort gebracht hatte. Ein Kaleidoskop an Gefühlen, das uns vielleicht angestrengt, aber auch in eine Art Flow versetzt hatte.

Schließlich rückte der Termin am Boat Marshalling für die Blumenzeremonie näher. Wer nicht aufzufinden war, war Christine. Heike, als Teamcaptain immer die Abläufe im Blick, wurde allmählich unruhig.

»Habt ihr Christine gesehen?«, fragte sie die umherschwirrenden *Ladybugs*.

»Nein, schon länger nicht – keine Ahnung.«

»Heute Mittag war sie kurz mit im Schwimmbad bei den Duschen, aber dann …«

»Langsam wird's knapp, in wenigen Minuten müssten wir los, um die Boote für die Blumenzeremonie zu besetzen.«

Allgemeines Achselzucken, keine hatte sie gesehen – und auf dem Riesengelände jemanden zu suchen, war ziemlich aussichtslos.

Ein paar ratlose Minuten vergingen – doch dann tauchte Christine freudestrahlend auf. Und als wir sie sahen, wussten wir, wo sie gesteckt hatte: Sie hatte sich richtig fein gemacht für das große Ereignis. Das rosa Florenz-T-Shirt wurde komplettiert mit einem rosa-schwarzen Tüll-Kopfschmuck und von ihrer Wange grüßte ein fröhlich dreinblickender Drache – die Body-Painterin hatte lange gebraucht, aber ganze Arbeit geleistet. Wir umarmten sie begeistert.

»Du siehst einfach toll aus.«

»So schön, wie du uns *Ladybugs* vertrittst.«

Mit leuchtenden Augen, voller Stolz über das in sie gesetzte Vertrauen, zog Christine los zum Boat Marshalling, um im Drachenboot an der Blumenzeremonie teilzunehmen.

Wir anderen hatten ebenfalls unsere rosa Florenz-T-Shirts übergestreift und sammelten uns nach und nach mit all den vielen, vielen anderen Frauen entlang des Arno. Tausende Frauen in rosa T-Shirts am Ufer, dazu sechzehn Drachenboote, die sich formierten und gemeinsam eine rosa Insel im Arno bildeten – ein unglaubliches Bild. Helferinnen verteilten rosa Gerbera, Meri Gibson, die Präsidentin des IBCPC, erinnerte an all die Frauen, die dieses Event nicht mehr erleben durften, weil der Brustkrebs sie besiegt hatte. Zu den Klängen von Enya – *May it be* – schwenkten wir unsere Blumen. Dann, nach einer Gedenkminute, flogen von den Booten und vom Ufer Tausende rosa Gerbera ins Wasser. Da floss so manche Träne, Frauen lagen sich in den Armen, drückten sich stumm aneinander.

»Firenze in Rosa« – was für ein überwältigender Moment.

Als wir später am Abend unsere Medaillen entgegennahmen, da hatte die pure Freude wieder die Oberhand gewonnen. Unser Gruppenbild zum Abschluss zeigt lachende glückliche Gesichter, ein unglaubliches Team hatte sich hier zusammengefunden. Am nächsten Tag ging es wieder zurück in unseren Alltag, aber schon dort am Ufer des Arno wussten wir: Florenz war einmalig und wird uns unser ganzes Leben begleiten.

## *Zwischenruf: Steuerpremiere in Florenz – von Anke*

Die Hauptmotivation, an der internationalen Regatta vom IBCPC (International Breast Cancer Paddlers' Commission) im Jahr 2018 teilzunehmen, war, dass Florenz fast direkt vor der Haustür liegt. Der Rest würde sich schon finden, hofften wir. Als uns lange nach der offiziellen Registrierung klar wurde, dass nur brustkrebserkrankte Frauen oder Männer das Drachenboot bei dieser Veranstaltung steuern durften, führte diese Regel zu großen Fragezeichen. »Und was machen wir jetzt?« Denn eine offizielle Steuerfrau hatten wir nicht in unserem Kreis.

Nach reiflichem Ausloten von verschiedenen Möglichkeiten fiel die Wahl auf mich, obwohl ich bis dahin noch keine Regattaerfahrung hatte. Die meiste Angst hatte ich, das Boot nicht mehr in der Spur halten zu können und ein anderes Boot zu rammen. Die hohe Verantwortung, einundzwanzig Frauen heil nach dem Rennen wieder an Land zu bringen, war mir bewusst. Auch hatte ich Riesenrespekt vor den verschiedenen Krafteinwirkungen auf das Steuer, wenn ein vollbesetztes Boot, welches dann bis zu zwei Tonnen wiegen kann, aus dem Ruder läuft.

Bei den erfahrenden männlichen Steuerleuten sieht das Steuern wie ein Kinderspiel aus. Ist es aber nicht. Stehend die Balance zu behalten, ist schon eine Schwierigkeit. Eine andere, diese beim Rennstart mit hoher Beschleunigung nicht zu verlieren und gleich im Wasser zu landen. Auch das Steuern selbst, mit dem Langruder das Boot dazu zu bringen, dass es genau das macht, was ich will, ist nicht so einfach. Dazu kommt, dass Drachenboote nun mal keine Bremse haben und wie alle Wasserfahrzeuge träge auf das Steuer reagieren. In der Vorbereitungsphase auf dem Kanal unterlief mir einmal ein

Steuerfehler, den ich nicht mehr korrigieren konnte. Da half nur das Kommando: »Boot abstoppen«. So kamen wir galant vor zwei hübschen Anglern zum Stehen. Das Gelächter war groß, denn die Mädels meinten, ich hätte es absichtlich gemacht. Ich selbst musste erst mal tief Luft holen, so froh war ich, dass nichts passiert war.

Zum Steuern gehört auch das Trainieren – auf Florenz hin, aber auch generell an den Trainingsabenden. Bei der Vorbereitung von Trainingsplänen hatte ich hervorragende Unterstützung von souveränen Steuerleuten, die mich ernst nahmen mit meinen Fragen und den vielen Ideen, die niemals in einer Stunde trainiert werden konnten. Ich hatte mich vorher nie mit Trainingslehre beschäftigt, das machte es nicht einfacher. Ab Frühjahr 2018 konnte ich das Steuern mit den *Ladybugs* intensiviert üben. Ein Trainingslager mit allen Florenzpaddlerinnen und erste Übungsregatten trugen ebenfalls dazu bei, dass ich immer sicherer wurde.

Auch die Sitzpositionen sind wichtig für den Regattaerfolg. Die legten wir gemeinsam mit einem kleinen Team von erfahrenen *Ladybugs* fest. Mein Wunsch war es, in der ersten Reihe sehr gut eingespielte ›Schlagfrauen‹ zu haben, die Verantwortung übernehmen und mithelfen können beim Ausrichten des Bootes am Start. Diesen Job bekamen unsere beiden Simones, die aus Lünen und die aus Kassel. In der Mitte des Bootes sollte eine ruhige Paddlerin sitzen, die mit lauter Stimme evtl. Kommandos weitergeben konnte. Dea war für diese Rolle prädestiniert. Auf die letzte Bank positionierte ich Heike, eine erfahrene Seglerin, die mir Tipps zum Manövrieren geben konnte und auch mal Kommandos übernahm, wenn ich mit anderen Dingen beschäftigt war. Diese Aufgabenverteilung machten wir im Gesamtteam transparent, so dass jede informiert war.

Die anderen im Boot hatten die Aufgabe, sich ruhig zu verhalten. Und natürlich zu paddeln. Meine eindeutige Ansage beim Probetraining auf dem Arno lautete: «Augen ins Boot, Klappe halten und paddeln.« Später haben mir einige Damen erzählt, dass sie so eine diktatorische Ansprache nicht gewöhnt waren. Aber alle haben sich vorbildlich daran gehalten.

Nun zu unserem ersten Rennen, das am ersten Renntag um kurz nach neun Uhr morgens startete. Die Atmosphäre war überwältigend. Nach dem Aufwärmen standen wir aufgewühlt in der richtigen Sitzreihenfolge in einer Art Gatterverschlag, dem Boat Marshalling, damit der Einstieg ins Boot schneller ging. Alle acht Minuten sollte ein Rennen starten, mit jeweils fünf Booten, ein Mammutprogramm. Alle Beteiligten waren sehr aufgeregt, redeten viel durcheinander oder sangen. Ich wurde immer stiller, stellte mich ein wenig abseits und konzentrierte mich auf mich selbst. Niemand sprach mich in diesen fünf Minuten an, darüber war ich sehr froh. Als wir dann ins Boot einsteigen konnten, band ich zunächst mal das Steuerseil*) anders, damit es sehr wenig Spiel hatte und ich mich zur Not am Steuer festhalten konnte.

Vom Steg mussten wir zunächst entlang der Regattastrecke zum Start hochfahren. Schon das war überwältigend, die vielen pinken T-Shirts, das emsige Treiben, die vielen Boote. Wobei ich sagen muss, ich habe am ersten Tag nicht viel davon mitbekommen. Meine Konzentration lag darauf, wie sich die anderen Boote verhielten, wie ich ohne große Manövrierarbeit am besten in die Startposition kommen konnte. Was beim ersten Mal auch bestens glückte. Wir hatten eine Außenbahn erwischt, darüber war ich sehr froh, so konnte mir nur eine Seite gefährlich werden. Die Mädels waren einfach großartig, reagierten sofort auf meine oder Heikes Kommandos. Am Start wurden die Boote von einem Helfer auf dem schwimmenden Startponton festgehalten, sehr hilfreich, da wir das Boot nicht selbständig in Position halten mussten. Jede Bahn war balloniert, so dass ich genau wusste, wo meine Bahn war.

Als der Startschuss fiel, konnte ich den Start überhaupt nicht anzählen, denn ich war wie in Trance. Nach einer gefühlten Ewigkeit, vielleicht dreißig Schläge, fiel mir wieder ein, dass ich ja auch anzählen sollte. In der Mitte des Rennens bemerkte ich, wie meine Knie anfingen zu zittern und ich mich kräftig aufs Steuern und Anfeuern konzentrieren musste. Dann endlich die heiß ersehnte Ziellinie! Als die Damen auf mein Kommando aufhörten zu paddeln und der Druck auf dem Steuerruder nachließ, liefen mir ohne Vorwarnung Tränen übers Gesicht. Irgendwann hörte das Zittern der Beine dann auch auf. Zum Glück haben die Damen es nicht mitbekommen, da sie mit dem Rücken zu mir saßen und mit sich selbst stark beschäftigt waren. Ich hatte es geschafft. Ich hatte mein erstes internationales Rennen als Steuerfrau gemeistert! Dieses Gefühl und die Intensität des Erlebens haben sich in mein Gehirn eingebrannt, obwohl das Rennen nur ca. drei Minuten für die 500 Meter dauerte. Mir kamen diese drei Minuten vor wie eine halbe Ewigkeit.

Was ich in dieser Ausprägung vorher noch nie so intensiv erfahren hatte, war der Teamgeist im Boot. Jede hat ihr Bestes gegeben, es waren keine Feindschaften oder Konkurrenzdenken vorhanden. Eine große Akzeptanz gegenüber allem und jedem, mit der Gewissheit, dass wir alle im gleichen Boot sitzen. Nicht nur im Drachenboot, sondern auch von der Erkrankung her. Der Respekt, der mir trotz fehlender Regattaerfahrung entgegengebracht worden ist. Und zu guter Letzt, das immense Vertrauen der Mannschaft, ich werde den Kahn schon irgendwie zum Ziel steuern. Wie das zustande gekommen ist, ist mir noch heute schleierhaft.

*) Mit dem Steuerseil wird das Langruder am Boot befestigt. Ein falsch oder nachlässig gebundenes Steuerseil ist ein echtes Risiko, jeder gute Steuermann kontrolliert daher vor jeder Fahrt die Verknotung – manche haben sogar immer ihr eigenes Steuerseil dabei.

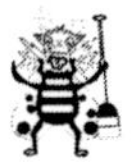

# Teil II

# Einblicke in unser Vereinsleben

# Trainingslager auf Rügen

## *von Anke Liske-Bornscheuer*

Florenz war der bisherige Höhepunkt in der Entwicklung der *Ladybugs*, die regelmäßigen Trainings auf dem Kanal sind ihr Rückgrat. Aber da gibt es so viel mehr – viele Aktivitäten, Regatten, Treffen, Ausflüge gehören dazu, machen das Bild erst rund. Jedes immer wieder ein kleiner Höhepunkt für sich. Zum Beispiel Drachenbootpaddeln auf der Ostsee – eine Art jährliches Highlight für die, die sich trauen.

Seit sieben Jahren ist das Drachenboottrainingslager auf Rügen in dem kleinen Ort Dranske aus dem Jahreskalender der *Ladybugs* nicht mehr wegzudenken. Dranske liegt im äußersten Norden von Rügen. Bei unserer ersten Anreise hatten wir das Gefühl, wenn wir noch einen Kilometer weiter führen, dann kippten wir von der Insel. In Dranske ist die Welt noch in Ordnung, aber irgendwie auch ein bisschen zu Ende. Es geht da einfach nicht mehr weiter. So weit im Norden Deutschlands, aber wunderschön gelegen.

Das Trainingslager fällt immer in den Oktober hinein, zum Saisonabschluss einer Wassersportschule in Dranske.

Das Wetter kann dann recht unbeständig und kalt sein, und so nimmt meist nur eine kleinere Anzahl der *Ladybugs* an diesem Wochenende teil. Und zwar diejenigen, die sich zu den Hartgesottenen und Unerschrockenen zählen. Dennoch, oder gerade deshalb, gilt es als eines der Highlights unserer ganzen Aktivitäten in einem Jahr. Bei einigen von uns passt es einfach auch nur nicht in ihre Urlaubsplanung.

Der Schwerpunkt des Trainings liegt zwar auf dem Pink Paddling, ist aber auch offen für Sportbegeisterte, die ihre Gesundheit und ihre Immunabwehr stärken möchten.

Neben den Trainingseinheiten gibt es zusätzlich ein abwechslungsreiches Programmangebot, das zum Zuge kommt, wenn das Wetter das Wassertraining unmöglich macht. Das Programm kann auch von der mitgereisten Familie und Freunden in Eigenregie angenommen werden. So können auch die mitgereisten Nichtpaddler Rügen während unserer Trainingseinheiten erkunden.

Solange das Wetter mitspielt (und es braucht richtig schlechtes Wetter, bis wir nicht mehr in die Boote steigen), finden ab Freitagnachmittag bis zum Sonntagmittag insgesamt vier Trainingseinheiten im Drachenboot statt. Wie praktisch, dass unsere Unterkunft ganz in der Nähe der Wassersportschule liegt, da kann das Auto stehen bleiben. Wir legen alle Wege per pedes zurück.

Die erfahrenen Trainer haben zuvor ein abwechslungsreiches Programm ausgearbeitet. Damit feilen wir an unserer Paddeltechnik, trainieren in verschiedenen Rhythmen. Manche Übungseinheiten fordern die Ausdauer, so dass man auch an seine Belastungsgrenze herankommt. Inzwischen ist die Gruppe der Teilnehmer so groß, dass wir immer mit zwei Großbooten (also bis zu vierzig Paddlerinnen) unterwegs sind. Daher können auch unterschiedliche Teams zusammengestellt werden – sportlich ambitioniert oder eher ein Team, dass das ›Genusspaddeln‹ bevorzugt.

Die Mittagspause nutzen die Teams zur Erholung, essen, dösen, meist muss auch die Kleidung gewechselt werden, denn auch wenn ein Bodden nicht das offene Meer ist – es paddelt sich deutlich nasser als daheim auf dem Kanal.

Und falls der Wettergott sich doch einmal ganz ungnädig zeigt, gibt es immer eine Alternative im Trockenbereich: Kraftgymnastik, Trockenübungen, Vorträge …

Abends treffen sich alle gemeinsam. Zum Trainingslager kommen Pinkies aus ganz Deutschland. Inzwischen kennt man sich und es sind Freundschaften entstanden. Dementsprechend groß ist das ›Hallo‹ beim Wiedersehen und der

Kommunikationsbedarf am Abend. In einer angegliederten Bar an der Wassersportschule, oder in den Unterkünften, ergibt sich ein lockeres Durcheinander aller Teilnehmer, Freunde, Familie und Trainer. Es kann durchaus auch schnell mal eine richtige Party daraus werden.

Mit Begeisterung erzählen wir Jahr für Jahr den Daheimgebliebenen unsere Abenteuer mit dem Drachenboot auf dem Bodden bei Dranske. Die Fan-Gemeinde für dieses Event wächst in einem fort. Das freut uns und bestätigt die Veranstalter, das Trainingslager auch in Zukunft aufrechtzuerhalten.

Auch wenn der Ablauf in jedem Jahr im Prinzip gleich ist – keine Dranske-Freizeit gleicht der anderen! Es gibt immer wieder ganz besondere Erlebnisse – und von einigen lohnt es sich zu berichten.

### *Anreise mit dem Vereinsbus*

Schon die Anreise, 680 km von Lünen nach Dranske, sind eine echte Hausnummer. Die ersten Jahre bewältigten wir die An- und Abreise mit Privatfahrzeugen oder auch mit dem Zug. Irgendwann hatte eine von uns einen Geistesblitz:

»Vielleicht können wir ja den Vereinsbus vom KSC Lünen bekommen? Dann könnten wir alle gemeinsam fahren.«

Neun Sitzplätze plus reichlich Ladefläche stünden uns zur Verfügung! Schnell wurde nachgefragt, und: Wir bekamen die Zusage. Hurra!!

Der Bus wird ansonsten in der gesamten Paddelsaison von Anfang Mai bis Ende September für die jugendlichen Kanuten aus dem Verein genutzt, um diese zu den vielen Regatten im gesamten Bundesgebiet zu bringen, damit sie dort teilnehmen können. Doch im Oktober ist die Wettkampfserie vorbei – schon begannen wir, unsere nächste Rügenfahrt mit dem Bus zu planen.

Alle gemeinsam in einem Fahrzeug, was für ein Spaß! Hm? Der Bus ist aber ganz schön groß und lang, werden wir Fahrerinnen unter uns haben, die sich das Fahren damit auch zutrauen? Na klar, ein paar Unerschütterliche gibt es bei uns immer!

Als wir das erste Mal mit dem Vereinsbus auf Tour gingen, waren nur vier *Ladybugs* an Bord. Ein absoluter Luxus! Als wir unser Gepäck auf der riesigen Ladefläche verstaut hatten, machten wir große Augen! Ähm? Haben wir etwas vergessen? Warum ist noch so viel Platz? Wir hätten noch das Vier- oder Fünffache zuladen können! Wir hatten aber alles drin, der Bus war einfach nur groß.

Im Personenbereich bot sich ein ähnliches Bild! Eine Fahrerin und eine Beifahrerin saßen in der ersten Reihe, gefühlt drei Meter auseinander. Die anderen zwei Bugs verteilten sich auf Sitzbank zwei und drei. Ein äußerst bequemes Reisen, stellten wir fest!

Ein toller Nebeneffekt ist, dass wir so auch vor Ort gemeinsame Ausflüge machen können, z.B. zum Kap Arkona, denn wir reisen gern schon einen Tag vorher an und erst am Montag wieder ab. Das ist ein richtiger Kurzurlaub, eine tolle Auszeit vom Alltag.

### *Paddeln auf der Ostsee*

Ein ganz besonderes Paddelerlebnis hatten wir 2018 auf Rügen: eine Trainingseinheit auf dem offenen Meer.

Die Trainer hatten aufgrund der besten Wettervorhersagen entschieden, dass wir eine Einheit nicht auf dem Bodden, sondern auf der Ostsee absolvieren könnten. An diesem einen Tag machte die seichte Brandung am Ufer den Einstieg am Ostseestrand in die Boote möglich. Zum anderen lud die offene See mit einem ruhigen Wellengang zum Drachenbootpaddeln förmlich ein.

Das war eine wunderbare, außergewöhnliche Sache! Zur einen Seite sahen wir den Strand, zur anderen Seite blickten wir bei herrlichstem Wetter zum Horizont auf das offene Meer. Allerdings bei relativ frischen 15 Grad Lufttemperatur. Das Wasser der Ostsee war nicht viel wärmer. Mit ordentlicher Muskelkraft trieben wir die Boote voran. Vom Eintauchen der Bugnase spritzte die Salzwassergischt ins Boot und uns ins Gesicht. Wir lachten laut und tanzten mit den Wellen! Alles an wetterfester Kleidung hatten wir an, denn so ruhig die Ostsee auch aussah – für ein Drachenboot sind auch kleine Wellen ganz schön hoch, das Spritzwasser schlug so manches Mal über den Süllrand. Für die Steuerleute war es ebenfalls eine Herausforderung. Stehend auf dem Heck, hielten sie uns auf Kurs und hatten auch ihren Spaß. Standfest mussten sie sein, und das waren sie, darauf konnten wir uns immer verlassen.

Da wir querab zum Strand unsere Paddelstrecken zurücklegten, sahen wir am Ufer einige Ruinen aus den unrühmlichen Kriegszeiten. In den kurzen Erholungsphasen während unseres Trainings auf der Ostsee bekamen wir von unseren Steuerleuten, welche sich dort auskennen »wie in ihrer eigenen Westentasche«, reichlich Informationen zu diesem, damals strategisch wichtigen, Militärstandort.

Auf der Halbinsel Bug südlich von Dranske, welche wir zu sehen bekamen, befand sich zur damaligen Zeit ein Seefliegerhorst der Deutschen Luftwaffe. Nach der endgültigen Schließung und dem Rückbau des Stützpunktes verlor Dranske durch den Abriss von nicht mehr benötigten Wohnblöcken und anderen öffentlichen Einrichtungen viele Einwohner. Der Ort wurde wieder zu dem, was er vor der militärischen Nutzung des Gebietes war.

Nach dieser zugleich sportlichen und geschichtsträchtigen Trainingseinheit stiegen wir tropfnass aus den Booten. Ja, tropfnass! Dennoch – beim Aussteigen strahlte jede von uns mit der Sonne um die Wette. Gemeinsam zogen wir die Boote wieder auf den Strand. Weit genug, dass das leicht auflaufende Wasser sie nicht mit dem Sog auf die Ostsee hinaustreiben konnte. Unsere Arme waren allerdings schwer wie Blei, denn bei Wellengang ist das Paddeln besonders anspruchsvoll. Das Herausziehen des Paddels muss über die Höhe des Wellenkamms erfolgen, also entsprechend angepasst werden, da man sonst mit dem Paddel in der Welle schlägt und dadurch das Boot ausgebremst wird. Abgesehen davon wird man aus dem Takt gerissen. Aus dem Drachen wird dann schnell eine Raupe, das konnten wir bei unserem Ausflug auf der Ostsee feststellen.

Dieses Ostseevergnügen war bisher erst- und einmalig während eines Trainingslagers auf Rügen.

Ein Sprichwort sagt: »Feste soll man feiern, wie sie fallen.« Ebenso ist das Wetter eine Überraschungstüte: »Man muss es nehmen, wie es kommt!«

Im Oktober endet die Saison für die Wassersportschule in Drankse. Während wir paddeln, verstauen die Surflehrer und Mitarbeiter ihre verschiedenen Wasserportgeräte.

Aber wir Drachenbootler kommen noch in den Genuss, einige Räumlichkeiten der Schule nutzen zu können. Ein bequemes Umkleiden oder auch Duschen ist dort gut möglich. Ein besonderes Highlight für denjenigen, der es mag oder einfach nur mal ausprobieren möchte, ist das Ausleihen von SUP-Boards der Wassersportschule. Das SUP (Stand-Up-Paddling) ist auf einem bewegten Bodden schon eine große Herausforderung, aber sehr beliebt, da das Wasser im Bodden bis 50 Meter vom Ufer entfernt bei einem Erwachsenen gerade bis zur Hüfte reicht. Ein Bodden ist eine relativ seichte Meeresbucht mit nur einer schmalen Öffnung zum Meer, in diesem Fall zur Ostsee. Bei einem Wackler mit anschließendem Sprung ins Wasser kommt man schnell wieder auf das Board.

Nicht nur wir haben unsere Freude am Bodden. Bei einer ordentlich steifen Brise sind zu dieser Jahreszeit noch zahlreiche Surfer, aber noch mehr die Kite-Surfer auf dem

Bodden unterwegs. Wahnsinn, welche Kunststücke diese Sportler auf dem Wasser vollbringen können. Die bunten Segel beider Sportarten bringen den Bodden zum Glühen. Herrlich, dieser Anblick! Beim Zuschauen passierte es uns schon mal, dass wir fast vergaßen, warum wir eigentlich in Dranske sind.

Doch dann ertönte der Ruf der Trainer: »Alle Paddler an die Boote, bei drei anheben und auf zum Wasser!« Wir setzten uns schleunigst in Bewegung, anschließend erfolgte das »Boarden« nach einer vorher festgelegten Sitzordnung. Mit unseren bunten Drachenbooten komplettierten wir zwischen den Surfern und Kite-Surfern das Bild für die Spaziergänger am Strand.

### *Unerwartete Ehrung mit Augenzwinkern*

An einem Abend im Trainingslager 2018 hatten wir in unserem *Ladybugs*-Kreis besondere Freude. Unsere Steuerfrau Anke wurde hervorgehoben und geehrt. Hintergrund war ihre Steuerleistung bei der internationalen Regatta des IBCPC in Florenz in 2018. Anke hatte als Steuerfrau monatelang mit uns auf dieses Event im Juli 2018 hintrainiert. Ja, auch Steuerleute müssen trainieren! Sie bewegen schließlich ein Boot bei voller Besatzung mit ca. zwei Tonnen Gewicht auf einem Fließgewässer. Wir haben alle an Anke geglaubt. Die Trainingseinheiten vorab waren für alle wichtig, für die Paddlerinnen und für Anke! Rechtzeitig zur Regatta in Florenz waren wir auf dem Punkt ein eingespieltes Team samt unserer Trommlerin.

Die Ehrung erfolgte dann aber doch mit einem kleinen Augenzwinkern, denn Anke war, so glauben wir heute noch, die kleinste und zierlichste Person unter allen Steuerleuten in Florenz. Und vermutlich war das der Grund für die Ehrung. Jeder, der jemals in einem Drachenboot gepaddelt hat oder eventuell sogar gesteuert hat, weiß, was für eine eigene Kraft das Boot mit zwanzig Paddlern entwickeln kann. Der Steuermann hat die Verantwortung für sein Team und muss es auf

Kurs halten. Das hat Anke bei dieser großen internationalen Regatta hervorragend gemeistert.

An diesem Abend in Dranske bekam sie von uns den Titel »Steuerzwerg«. Nach etlichen Lachsalven über diesen neuen Namen für Anke, auch sie hielt sich den Bauch vor Lachen, kehrten wir zu angeregten Gesprächen miteinander zurück. Doch immer wieder schweiften an diesem Abend die Augen der *Ladybugs* zu ihrem »Steuerzwerg«. Wir alle waren mächtig stolz auf unsere Florentiner Steuerfrau Anke.

Wenn wir nach den Trainingseinheiten in unsere Zimmer bzw. die Ferienwohnung zurückkehren, müssen erst mal diverse Kleidungsstücke getrocknet werden. Das Chaos in den Räumen, durch die vielen Mädels eh schon eine Herausforderung, nimmt dann noch zu, und auf den langen Fluren der Unterkunft finden sich plötzlich Wäscheständer, auf denen Paddeljacken, T-Shirts, Neoprenhosen und -schuhe hängen. Für die Aufbewahrung der Paddel, die ansonsten oft im Weg liegen, haben wir seit zwei Jahren einen besonderen Ordnungshelfer, eine selbstgenähte Paddelleine. Sie ist sehr speziell. Unter uns *Ladybugs* haben wir geschickte, ideenreiche Näherinnen. An einem ca. 5 m langen neongrünen Gurtband nähte unsere Andrea zwanzig pinkfarbige Schlaufen, ebenfalls aus Gurtband, jeweils mit 20 cm Abstand. So wie in Bussen die Handschlaufen zum Festhalten an einer Querstange. Die Paddelleine wird möglichst straff gespannt und irgendwie oder -wo befestigt. In die Schlaufen passen wunderbar die Griffe unserer Paddel. Dadurch sind die Paddel immer sichtbar, das lästige Suchen vor dem Boarden bei einem Regattastart hat somit ein Ende gefunden. Diese Leine hat inzwischen einige Nachahmer gefunden. Auch wir haben sie uns bei einer Regatta abgeguckt und geklont.

Auf Rügen hatten wir für die Befestigung der Leine in jenem Jahr eine besondere Idee. Wir nutzten die Gardinenstange in der Ferienwohnung für die Aufhängung. Mit unseren Paddeln in den Schlaufen hatten wir eine neue Fensterdekoration geschaffen. Perfekt!

### *Ausdauertraining auf dem Bodden*

In einem anderen Jahr führte uns das Ausdauertraining bis zur Marina nach Wiek, auf der Ostseite des Bodden. Okay – dachten wir, das ist aber schon eine heftige, lange Strecke! Direkter Weg ca. 4,1 km! Uns war allen klar, dass es ja auch noch einen Rückweg gab. Aber spannend war es auf jeden Fall. Einmal quer über den Bodden und zurück.

Auf dem Hinweg ging wirklich die Post ab! Der Wellengang und die Strömung waren nicht zu unterschätzen. Da das Wasser von der Ostsee in den Bodden auflief, konnten wir nicht direkt Wiek anpaddeln, sondern mussten erst Richtung Ostseeeinmündung rausfahren, um dann nach einem Richtungswechsel Wiek anzusteuern. Dadurch verlängerte sich unsere Paddelstrecke enorm. Ohne dieses Vorgehen wären wir nicht in der Marina von Wiek angelangt. Wir hätten immer weiter gegen die Wellen anpaddeln müssen, was sehr kräftezehrend gewesen wäre und uns vielleicht hätte verzweifeln lassen. Aber mit erfahrenen Steuerleuten passierte das natürlich nicht.

Nach 40 Minuten ausdauerndem Paddeln kamen wir erschöpft in Wiek an. Die Schlagleute auf der ersten Bank hatten aufgrund des höheren Wellenganges ziemlich viel Salzwasser geschluckt. In den Booten sammelte sich nicht nur eine kleine Pfütze, nein, gleichzeitig zum Paddeln konnten wir Paddler noch ein Fußbad genießen. Das Wasser stand uns bei der Ankunft in Wiek bis zu den Knöcheln.

Geschickt angelegt und die Boote vertäut, stiegen wir aus und streckten unsere Glieder. Direkt im Hafen befand sich eine Fischbrötchenbude. Obwohl wir zur Mittagszeit gegessen hatten, hatten wir nach dieser Paddelei schon wieder Appetit! Ein Fischbrötchen ging auf jeden Fall schon wieder hinein, es ist hier einfach ein »must have«! Dazu ein »nordisches Plopmodel«, ein Flens, und wir waren gestärkt für den Rückweg. Dieser gestaltete sich ein wenig leichter. Wir konnten fast den direkten

Weg nehmen. Mit abwechslungsreichen Fahrtenspielen und kleinen Wettkämpfen zwischen den beiden Booten fiel uns der Rückweg relativ leicht. Unterm Strich standen am Ende der Trainingseinheit 9,07 km und ca. 1:03:02 Std. reine Paddelzeit. Wir waren richtig stolz auf uns. Unter diesen erschwerten Bedingungen fast 9 km/h war gar nicht so schlecht!

Als wollten der Veranstalter und die Wassersportschule uns für die Leistung belohnen, spielte an diesem Abend sogar eine Live-Band in einer der Räumlichkeiten der Schule. Viel Platz war innen nicht. Das Wetter war uns zu dieser Tageszeit nicht mehr ganz so zugetan, es regnete leider in einem durch. Immerhin konnten wir unter einem Abdach und Pavillons ausweichen. Die besten Tanzschuhe waren unsere Gummistiefel.

Eine riesige Feuerschale und ein selbstgebauter Ofen kämpften gegen die Nässe von oben an und verbreiteten auf dem Gelände ein heimeliges Licht. Es wurde ein sehr schöner Abend, schließlich sind wir nicht aus Zucker – und zudem auch noch Wassersportler!

### *Schokoladen-Entspannung*

Gut in Erinnerung geblieben ist uns eine »Schokoladen-Entspannung« auf dem Wasser. Bei freundlichstem Wetter stiegen wir mal wieder in die Drachenboote. Anke von den *Ladybugs* hatte sich in eine Entspannungsreise mit Schokolade eingelesen. Wir freuten uns auf diese Extraportion Süßes, und machten in einem ruhigeren Uferbereich des Boddens die Boote nebeneinander im »Päckchen« mit provisorischen Ankern aus Gesteinsbrocken fest. Jeder bekam nun ein Stückchen Schokolade. Doch bevor alle ihre Schokolade hatten, hatten die ersten ihr Stück schon verzehrt. Das sollte natürlich so nicht sein. Unter Gelächter gab es ein neues Stück. Gut, dass Anke damit gerechnet und ausreichend Schokolade dabei hatte. Nun ging die Genussreise los!

Ca. zwanzig Minuten knabberten wir achtsam mit geschlossenen Augen an diesem kleinen Stück herum, bis tatsächlich nichts mehr übrig war, außer unseren Schokoladenfingern. Es war interessant, wie lange man sich mit einem Stückchen Schokolade beschäftigen kann. So hatte noch niemand von uns diese Leckerei gegessen. Wir können nur empfehlen, diese besondere Reise bei einer Teilnahme am Trainingslager in Dranske auf Rügen unbedingt einmal mitzumachen.

Die Finger mit Ostseewasser gereinigt, ging es sportlich nach dieser kleinen Träumerei noch einmal weiter. Kräftig legten wir uns ins Zeug. Doch komischerweise kamen wir nur langsam voran! Die Steuerleute, unsere Trainer, trieben uns an, wir gaben alles, doch es passierte nicht viel. Wir kamen nicht richtig weg vom Fleck. Schelmisch blitzten die Augen unserer Steuerleute auf. Unglaublich! Mit Absicht hatten sie unsere Anker nicht eingeholt, um uns das Paddeln zu erschweren! Alle mussten lachen und wir drohten den Steuerleuten mit einem »Mann über Bord-Manöver« unsererseits. Doch wie immer unter uns, wurden wir nach dem Einholen der Anker mit den Steuerleuten zu einer Einheit. Nach einigen kürzeren, aber heftigen Paddelstrecken ging es ein letztes Mal für dieses Trainingslager zurück an den Strand von Dranske.

***Auf Wiedersehen Dranske – bis zum nächsten Jahr!***

Drankse bietet immer tolle Erlebnisse, aber egal, wie schön es war: Am Sonntag gegen Mittag, nach der letzten Trainingseinheit, werden die Drachenboote von allen Teilnehmerinnen in ihre Winterlager verfrachtet, mit dem Kiel gen Himmel. Zum guten Schluss treffen sich alle nochmals am Sammelplatz. Die Veranstalter und Trainer bitten um Manöverkritik – was war gut, was kann man verbessern?

Bisher gab es von uns nur Lob. Wir Teilnehmer sind immer super zufrieden. Mit ehrlichen, herzlichen Dankesworten entlassen wir unsere Trainer. Sie opfern gern ihre wertvolle Freizeit für uns. Für unsere Treue bedanken sie sich ebenfalls und beteuern, dass es ihnen genauso viel Spaß machen würde wie uns, hier auf Rügen Pink-Paddler im Drachenboot zu trainieren.

Mit tollen Eindrücken und auch so manchem Muskelkater löst sich die Trainingsgruppe auf. Wir verabschieden uns von allen mit den Worten: »Macht's gut, bleibt alle gesund! Nächstes Jahr sehen wir uns an gleicher Stelle wieder. Are you ready? Attention! Go!«

Verrückt, schon wieder ist ein Trainingslager auf Rügen vorbei.

Die Rückreise ist im Allgemeinen schweigsamer als die Hinreise. Die Anstrengungen der vergangenen Tage spürt man meist ein wenig verzögert.

Am Ende des gelungenen Wochenendes erhält der Vereinsbus noch eine gründliche Außen- und Innenreinigung, bevor wir unser treues Gefährt in seiner Garage am heimischen Bootshaus parken. Dabei spüren wir direkt schon die Vorfreude auf das nächste Trainingslager auf Rügen in einem Jahr.

Denn nach Dranske … ist vor Dranske!

# *Zwischenruf: Warum tue ich mir* DAS *an? – von Heike*

Sonntagmorgen! Es ist grau, kalt und ich müsste nun aufstehen, wenn ich paddeln will. Aber es ist warm und kuschelig, Mann, wie ich das mag! Warum tue ich mir *das* an? Egal, raus aus den Federn und ab nach Lünen. Schon die Gesichter, die mir freundlich entgegenblicken, lassen mich die Bettwärme vergessen. Wenig später sitze ich im Drachenboot und paddele, wie die anderen im Drachenboot auch.

Was ist nur los? Nach einigen Minuten werden mir die Arme schwer. Das gibt es doch nicht! Das kann doch nun wirklich nicht sein, dass die Kraft und die Kondition wieder bei Null sind.

Im Inneren, in der hintersten Ecke, sitzt er. Und flüstert: »Siehste, wärste mal im Bett geblieben.«

Pah! Trotz steigt in mir auf. Ich sehe auf das Wasser, wie es am Boot vorbeizieht, beobachte den Rhythmus, wie die Paddel eintauchen, sehe die kleinen Strudel, die nach dem Durchziehen entstehen.

»Paddel halt«, sagt unser Steuermann an. Sofort tritt Entspannung ein und ich dehne Arme, Schulter und Rücken. Das Boot gleitet dahin, Zeit, den Blick schweifen zu lassen. Enten, Angler, aufsteigende Dampfwolken vom Kraftwerk, der Kanalkran, und dann ist sie schon wieder vorbei, die Pause. Auf in die Steigerungspyramide.

Da sitzt er wieder, reibt sich die Hände und grinst schon. Ich aber auch, auf in die erste Steigerung. Nach einiger Zeit der Ruf vom Steuermann: »Kommt, die letzten 500 Meter!« Waaas? 500 m noch? Ich schaffe das! Nach einigen Metern und schwindender Kraft schießt es mir durch den Kopf: Warum tue ich mir *das* an? Mit schief geneigtem Kopf und schmalen Augen grinsend, schaut er mich direkt an aus seiner

Ecke. Gemeinsam paddeln wir die letzten Meter. Nach dem Ruf »Paddel halt!« macht sich, nach den ersten erholenden Atemzügen, die Zufriedenheit breit. Welche Frage schoss mir doch gerade noch durch den Kopf? Stattdessen höre ich mich innerlich fragen: »Na, mein kleiner Schweinehund, wer hat hier die Oberhand? Ich!«

Klar, es ist immer ein Auf und Ab, ein anstrengender Moment und die Erholungsphase, Traurigkeit und Fröhlichkeit, in jedem Bereich gibt es ein Hoch und ein Tief. Ich mache mir bewusst, dass die Hochs wertvoller sind als die Tiefs. Wie toll es sich anfühlt, es prickelt, es lässt mich lächeln und ich genieße es.

Dieses Jahr geht es wieder nach Rügen zum Trainingslager. Nachdem ich schon einmal dabei sein durfte und es mir so gut gefallen hat, die Umgebung, die Geselligkeit, die Trainingseinheiten, das geniale gemeinsame Frühstück vor dem Bootshaus mit Rührei aus der Riesenpfanne, habe ich mich dazu entschlossen, die lange Fahrt erneut auf mich zu nehmen. ›Warum tue ich mir *das* an?‹

Am Vormittag des zweiten Tages fällt die Trainingseinheit aus, da der Wind zu stark ist. Stattdessen gehen wir am Strand spazieren. Zwischendurch scheint die Sonne durch die Wolkenlücken. Das Licht auf dem Wasser, der Wind, die Wellen brechen, Gischt wird an den Strand gespült, die Steine klackern beim Rückfluss des Wassers. Ich mag die Geräusche des Meeres und sauge sie in mich auf. Die Kite-Surfer mit ihren bunten Kites nutzen den Wind und zeigen ihr Können. Die Farben gegen das Grau machen sich richtig gut.

Nach dem Mittagessen und einer kleinen Pause geht es zum Bootshaus. Bei dem Wellengang gehen wir auf das Wasser? Nachdem wir eine Sicherheitsunterweisung erhalten, falls das Boot volllaufen sollte, steigt Respekt auf, oder doch Angst? Warum tue ich mir *das* an? Aber es sind erfahrene Steuerleute und ich werde ihnen vertrauen! Mit neunzehn weiteren Paddlerinnen gehe ich auf den Bodden. Aufgabe laut Steuermann:

paddeln, paddeln, paddeln, bis das Kommando »Paddel halt« zu hören ist. Okay. »Paddel voraus«, und los geht's. Vom Ufer weg rein in den Wind und die Wellen. Wir paddeln, paddeln, paddeln, alle im gleichen Rhythmus. Das Drachenboot zieht seine Bahn. Wind und Wasser schlägt ins Gesicht. Die Power der Natur ist beeindruckend, wir halten dagegen, paddeln und mit guter Geschwindigkeit ziehen wir dahin. Wollen wir nochmal eine Runde drehen? Einstimmig, laut und klar: Ja! Auf geht's! Eine sehr geile Einheit.

Völlig glücklich, beeindruckt, grinsend gehe ich wieder an Land, stolz darauf, mit der Natur per du gewesen zu sein.

Also, ich fasse mal kurz zusammen, warum ich mir *das* antue:

Wenn die Bootsspitze in die Wellen schlägt, alle gemeinsam einstechen, das Boot vorantreiben, die Welle am Süllrand vorbei- und manchmal drüberstreift, der Wind uns das Spritzwasser entgegenweht, die Füße von knöchelhohem Wasser umspült werden und die Natur mich die pure Kraft spüren lässt, dann passiert es! Jede Zelle in mir hüpft! Ja, dann, genau dann, weiß ich, warum ich mir das antue. Es macht so glücklich.

Manchmal ist es nur ein Lächeln, manchmal die pure Kraft, manchmal ist es etwas ganz Kleines, manchmal sind es nur Menschen, manchmal nur ein netter Anstupser und ich weiß, warum ich mir dieses und jenes »antue«. Danke.

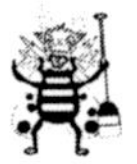

## Wir nähen Herzkissen mit Herz

Übrigens sitzen wir nicht immer im Drachenboot, manchmal sitzen wir auch an der Nähmaschine. Zugegeben, auf den ersten Blick hat eine Nähmaschine nicht viel mit einem Drachenboot gemeinsam – zwischen Nähen und Paddeln liegen Welten. Wenn sich allerdings pinke Drachenbootpaddlerinnen an die Nähmaschine setzen, dann kommt etwas ganz Besonderes dabei heraus: Herzkissen für Brustkrebspatientinnen im St.-Marien-Hospital Lünen.

Dann stimmt's auch plötzlich mit der Verbindung zwischen beiden, denn fast jede von uns hat nach ihrer Brust-Operation im Krankenhaus, sei es in Lünen oder anderswo, ein herzförmiges Kissen bekommen. Die frische Wunde an der Brust, oft auch unter dem Arm, um Lymphknoten zu entfernen, kann wenig Druck vertragen. Ein Herzkissen lässt sich wunderbar unter die Achsel klemmen, bleibt dort, ohne zu verrutschen und hilft, den Wundschmerz abzufedern. Medizinisch gesehen absolut sinnvoll, aber nicht nur medizinisch. Wer im sterilen Weiß eines Krankenhausbettes liegt, der freut sich über jedes bisschen Farbe – und über jede Anteilnahme. Ein Herzkissen geschenkt zu bekommen, in bunten Farben, ist nicht nur ein schönes Polster, sondern auch ein Zeichen der Anteilnahme. Jemand hat ein Herz für mich genäht, damit es mir ein kleines bisschen besser geht – toll!

Was lag also näher, etwas von diesem Mitgefühl weiterzugeben an frisch Erkrankte, die gerade eine schwere Operation hinter sich haben und voller Angst sind vor dem, was kommt?

Irgendjemand machte bei der Teamsitzung den Vorschlag:

»Wir könnten doch auch mal Herzkissen für das Krankenhaus nähen. Die brauchen immer welche – leider.«

»Super Idee, ich habe noch Stoff.«

»Ich kann meine Nähmaschine mitbringen – aber bedienen kann ich die nicht.«

»Also, ich bin da raus, habe zwei linke Hände bei Handarbeiten.«

»Ich auch – ich kann euch höchstens ein paar Brötchen und eine Suppe vorbeibringen.«

Schnell schwirrten die Ideen durcheinander. Die einen voller Begeisterung, aber ohne jede Näherfahrung, die anderen mit ordentlich Respekt vor so einem Projekt, so ganz nach dem Motto: »Eine gerade Naht kriege ich ja hin, aber sonst ...«

Gut, dass wir mit Ilona und Äffle absolute Profis an den Nähmaschinen im Team haben. Äffle, die eigentlich Andrea heißt, hatte bereits wunderbare Paddelaufhängungen aus Gurtband gefertigt und Ilona kennt jede noch so kleine Finesse beim Nähen, trifft sie sich doch schon seit Jahren mit ihren Quiltfrauen.

Gar nicht so einfach, einen Nähtag auf die Beine zu stellen. Da muss Stoff organisiert werden, Füllmaterial, Garn, Nähmaschinen, ein Bügeleisen, Schnittmuster und vieles mehr, an das unbedarfte Näh-Laien gar nicht denken.

Ilona nahm die Herausforderung und die Projektleitung an und stellte einen Nähtag erster Güte auf die Beine. Von ihren Quilt-Damen erhielt sie reichlich Stoff, auch Evi brachte einen Korb voll bunter Reste. Und dann ratterten im Bootshaus die Nähmaschinen, wurden Nähte gebügelt, Berge von Füllwatte in die genähten Herzen gesteckt. Ein ungewohnter Anblick im Vereinsheim, die nähenden, stopfenden und schnatternden Damen unter den diversen Sportpokalen. Für jede gab es eine Aufgabe. Wer nicht nähen konnte oder wollte, half zumindest beim Ausstopfen oder brachte die kleinen *Ladybugs*-Anhänger an.

Und wer sich wirklich gar nicht an Stoff und Nadel wagte, der sorgte für die Verpflegung. Zur Mittagspause war der Tisch gedeckt mit Brötchen, Suppe, Kuchen und Kaffee.

Leise war es übrigens nie im Raum, die Gespräche standen ebenso wenig still wie die Hände – nur beim Zuschneiden und an den Nähmaschinen herrschte konzentrierte Ruhe.

Schon am ersten Nähtag im Winter 2018/19 wurden über 45 Kissen fertiggestellt, beim zweiten, im Januar 2020, sogar über 75. Die Freude der Brustschwester des St.-Marien-Hospitals bei der Übergabe war entsprechend groß.

Beim gemeinsamen Nähen merkten wir wieder mal: In unserer Gruppe haben wir so viele verschiedene Fähigkeiten. Jede kann sich einbringen, auf ihre Art und Weise. Die eine vielleicht sportlich, weil sie steuert oder besonders kraftvoll paddelt, aber das ist nur ein kleiner Teil. Die andere kann dafür bestens nähen oder kochen oder organisieren – das brauchen wir ganz genauso.

Für uns war schon die erste Nähaktion eine rundherum gelungene Veranstaltung – seitdem steht sie als Winteraktivität fest im Kalender.

## *Zwischenruf: Nähen und Paddeln – von Ilona*

Die *Ladybugs* sind ein Glücksgriff für mich! Ich bin jetzt seit dem Jahr 2018 dabei. Zum ersten Mal von den sportlichen Damen gelesen und gehört habe ich während meiner Chemotherapie im St.-Marien-Hospital in Lünen. Man hat ja während des Durchlaufens der »heilbringenden Flüssigkeit« eine Weile Zeit. An einem dieser gewissen Tage griff ich nach einem Flyer über die *Ladybugs*. Ich war sofort interessiert. Ausgerechnet beim nächsten onkologischen Gesprächskreis kamen zwei *Ladybugs* als Gastrednerinnen und stellen ihre pinke Gruppe mit Lichtbildern vor.

Wow! Was die beiden ebenfalls brustkrebsbetroffenen Frauen vortrugen, machte mich meganeugierig auf das Pink Paddling im Drachenboot. Kaum hatte ich grünes Licht vom Doc, meldete ich mich an und fuhr zu meinem ersten Training mit den *Ladybugs*. Das Willkommen war superherzlich! Dann, endlich, ging es ins Drachenboot. Über die Frage, ob ich denn schwimmen könnte, auch in leichter Sportkleidung, musste ich fast lachen. Schwimmen … ist meine erste große Leidenschaft, danach kommt das Patchworken. und dann?? Na gut, meinen Mann gibt es ja auch noch ;).

Nach meiner ersten Paddeltrainingseinheit war ich gleich angefixt. Was für ein toller Sport – mit gaaanz viel Wasser.

Das Paddeln hat mit der Schwimmbewegung so gut wie nichts gemeinsam. Andere Muskelgruppen meldeten sich und sagten: »Ilona, das war gut, richtig gut! Das wird dir auch auf lange Sicht Freude machen.« Seitdem ist das Drachenbootpaddeln fest in meinem Wochenplan integriert, neben dem täglichen Schwimmen.

Mittlerweile habe ich mit den *Ladybugs* schon viel erlebt. Eine Wanderfahrt nach Hamburg, eine nach Berlin, das Trainingslager auf Rügen. Sogar international: Auf einer Regatta in Barcelona habe ich mit den Ladies den 2. Platz in der pinken Wertung errungen.

Aber nicht nur das Paddeln zieht mich zu den *Ladybugs*. Gerne übernehme ich z. B. die Leitung bei unserer Herzkissennähaktion einmal im Jahr. Andere von uns kümmern sich um unser leibliches Wohl in diesen Stunden, denn ein leerer Magen arbeitet nicht gern.

Wenn ich am Ende eines Nähtages sehe, wie viele Herzkissen wir in unserer Gemeinschaft hergestellt haben, geht mir selbst das Herz über. Wir alle, die wir zusammen nähen und paddeln, wissen, was die Übergabe des Kissens im Brustkrebszentrum in Lünen zu Beginn einer Brustkrebstherapie bedeutet. Selbstbetroffene schenken von Herz zu Herz ein Herzkissen. Durch diese kleine Geste schenken wir in den ersten schweren Tagen der Behandlung Hoffnung. Niemand soll alleine mit seinem Schicksal sein. Durch diesen kleinen Tröster machen wir auch wiederum auf die *Ladybugs* aufmerksam. Zusammen mit dem Flyer von uns wird die Neugierde geweckt. Oft dauert es nicht lange, da vergrößert sich die *Ladybugs*-Familie wieder!

In meiner Familie wurde mein Beitreten zu den *Ladybugs* unterschiedlich gesehen. Einige freuten sich für mich über meine neue Aktivität, es gab aber eben auch Stimmen, die fragten: »Meinst du, das ist die richtige Gruppe für dich? Da wird doch bestimmt viel über die Krankheit gesprochen. Du kommst doch da nie zur Ruhe. Immer wird alles neu aufgewühlt!«

Natürlich habe ich mich kurz gefragt, ob das so sein könnte. Aber nein! Die *Ladybugs* geben mir ein gutes Gefühl. Ich bin da richtig! Ich wünsche mir, dass die Gemeinschaft lange bestehen bleibt. Dass noch viele den Weg nach den schweren Therapien zu uns finden werden. Ich kann nur sagen: »Kommt vorbei! Das lohnt sich! Einfach ausprobieren.«

Als ich gefragt wurde, ob ich einen Zwischenruf zu diesem Buch besteuern möchte, sammelten wir sehr intensiv Spenden für ein großes 10-Bank-Boot. Jetzt, wo diese Zeilen gedruckt werden, steht das neue 10-Bank-Boot neben seiner kleinen Schwester, dem 5-Bank-Boot, auf dem Vereinsgelände des KSC Lünen. Wir sind eine wachsende Gemeinschaft! Herrlich!

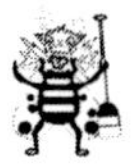

# Wintertraining? Wintertraining!

Was macht man im Winter als Drachenbootteam? Diese Frage bekommen wir oft gestellt. Und unsere Antwort ist ganz einfach: Trainieren! Unter anderem!

Zugegeben, etwas ruhiger ist es auch bei uns im Winter. Einige mögen bei großer Kälte nicht paddeln, entweder generell, weil Wassersport für sie mit der wärmeren Jahreszeit verbunden ist. Einige haben aber auch Probleme mit kalten Händen – Durchblutungsstörungen an den Händen und Füßen können durchaus Langzeitfolgen von Chemotherapien sein. Außerdem müssen wir unsere Trainingszeit von abends auf den Sonntagvormittag verlegen, denn zu unserer üblichen Trainingszeit ist es stockfinster auf dem Kanal. Schwimmwesten sind im Winter selbstverständlich Pflicht! Wer sich aufgerafft hat zum Sonntagstraining, der genießt die Bewegung in klarer, kalter Luft. Selbst wenn es mal regnet, sind wir mit unseren wetterfesten Paddeljacken und -hosen bestens gerüstet.

Weil nicht alle *Ladybugs* im Winter kommen, trainieren wir häufig gemeinsam mit den Lüner Löwen. Nur selten kommt ein eigenes *Ladybugs*-Boot zustande. Das ist schade, denn wir wollen ja auch im Winter nicht den Kontakt verlieren.

Daher gibt es andere Aktionen, die wir gern in diese Zeit legen. Die beschriebene Nähaktion ist eine von ihnen. Außerdem finden in dieser Zeit mindestens zwei Teamsitzungen statt: In der ersten kurz vor Weihnachten halten wir Rückblick auf die Saison, sichten die Termine für das nächste Jahr und legen fest, an welchen Veranstaltungen wir uns beteiligen wollen. In der zweiten, normalerweise im Februar, kommt der Feinschliff für das neue Jahr und die Wahl neuer oder die Bestätigung bereits gewählter Mitglieder für das Dreierteam.

Jedes Jahr organisieren wir ein Weihnachtstreffen, sei es als gemeinsamer Besuch des Weihnachtsmarktes oder als Brunch in einem Café.

Nicht zu vergessen: der Besuch unseres *Ladybugs*-Baumes im November und April.

Auf diese Art und Weise haben wir mindestens jeden Monat einen Termin, an dem wir uns sehen, austauschen, Spaß haben. Wie wichtig das allen ist, sieht man daran, dass die Ladies zu den Winteraktivitäten fast vollständig erscheinen, auch die, die in der kalten Jahreszeit nicht so gern ins Boot steigen.

## *Zwischenruf: Wintertraining bei Sonnenschein – von Heike*

Sonntag früh im Februar, 11 Uhr am Vereinsheim der Lüner Löwen. Die Sonne strahlt von einem blauen Himmel, selbst der Dampf des Kraftwerks wirkt romantisch. Und vierzehn erwartungsvolle Drachenbootpaddler freuen sich trotz klirrender Kälte auf das Sonntagstraining. Darunter Margot und ich, die heute die Fahne der *Ladybugs* hochhalten.

Erst mal das Boot zu Wasser bringen. Gar nicht so einfach, wenn keine Rampe mit Rollen da ist, aber die Löwen tragen ihren Namen zu Recht: Genug kräftige Männer – sanft dirigiert von den Damen – lassen das Drachenboot über die Gummimatten in den Kanal rutschen. Die Matten werden übrigens vorher mit Wasser begossen, damit es auch schön ›flutscht‹. (Anmerkung: Dies wurde längst verändert, heute lassen wir unser Boot bequem über Rollen zu Wasser.) Und ja, auch in Lünen gilt: Nicht verkehrt, wenn irgendeiner die Festmacherleine festhält, damit das Boot nicht ohne Paddler auf den Kanal herausschwimmt.

Übrigens hatten wir kräftig Querverkehr auf dem Kanal. Nein, keine Kanalschiffe, schwer beladen mit Kohle oder Sand. Sondern ein ganzer Schwung junger Kanuten, die der Winterkühle zum Trotz jeden Sonntagmorgen trainieren (und auch noch einige Male in der Woche, habe ich mir sagen lassen).

Überhaupt, die Winterkühle. So schön es ist, auch im Winter paddeln zu können, einige werden bestimmt fragen: Ist das nicht viel zu kalt? Meine Erfahrung: ein ganz deutliches Nein! Sobald wir die ersten paar hundert Meter hinter uns haben, ist uns allen warm. Und natürlich tragen wir Schwimmwesten!

Die Sonne strahlt, im Boot wird gefrotzelt und gelacht. Am Ufer, auf dem Gelände des Lüner Stadthafens, werden Kohlehaufen mit einem überdimensionalen Rasensprenger bewässert, um den Staub zu binden. Leider schlecht eingestellt, statt der Kohlehaufen bewässern sie den Kanal. Wir umfahren die Freiluftdusche elegant, erfreuen uns an dem leuchtenden Regenbogen, den der feine Wasserstrahl produziert.

Das Training ist anspruchsvoll – aber es sitzen ja auch diverse Männer im Boot, die nun mal von der Natur besser mit Muskeln ausgestattet wurden. Ist das gerecht? Sicher nicht, aber wir haben schließlich andere Qualitäten.

Und wer es noch nie erlebt hat: Es ist einfach toll, einen Start mit so viel Power zu fahren. Da gurgelt und sprudelt das Wasser, kurz hat man das Gefühl, in einem riesigen Whirlpool zu sitzen, bis nach wenigen Metern das Wasser sich fügt und brav nach hinten abläuft, während das Boot von fünf schnellen Schlägen weiter beschleunigt wird. Dann geht es laaaaang auf Strecke, jetzt werden alle Muskeln gebraucht, Arme, Rücken, Bauch, Beine. Ja, die Beine auch, denn ich will ja nicht runterrutschen von der Bank.

Noch ein paar Schläge, 40 – 45 – 48 – wie lang ist denn dieser Parcours? Ich hör auf, nein, ich halt aus! Dann endlich – durch!! Geschafft. Jetzt friert keiner mehr. Und es geht in die aktive Pause – langsam und ruhig weiterpaddeln. Oder eben auch mal die Paddel reinnehmen und durchschnaufen – ganz wie jeder und jede kann.

Nach einer Stunde ist das Training vorbei. Das Boot wird wieder mit viel Kraft auf seinen Trailer gezogen. Eine ›Löwin‹ hat Geburtstag und spendiert uns allen ›Berliner Ballen‹. Dann heißt es schnell umziehen, denn bei so viel Energie wird man deutlich nasser als bei gemütlichem Sonntagspaddeln.

Das Fazit: Morgen werde ich wieder Muskelkater haben – jetzt fühle ich mich einfach nur saugut.

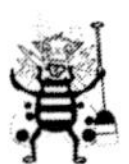

# Die Blumenzeremonie

Wenn wir alle im Boot sitzen und paddeln, dann sieht niemand, dass wir ›pink‹ sind – mal abgesehen von den Farben unseres Bootes oder der Aufdrucke auf Paddeln, T-Shirts, Jacken, die sehr oft die rosa Schleife oder irgend etwas Pinkfarbenes zeigen. Wir sind genauso im Sportmodus wie alle anderen, trainieren, schieben das Boot voran.

Nur bei der Blumenzeremonie, da wird es emotional, das wird jeder bestätigen können, der einmal als Teilnehmer oder Zuschauer dabei sein konnte. Zu erleben, wie ’zig Blumen ins Wasser fliegen und die eben noch redenden und lachenden Mädels ganz still werden, ihren Gedanken nachhängen, an die denken, die den Krebs nicht besiegen konnten, das verändert die Sichtweise und wird als Erinnerung bleiben.

Wo die Ursprünge dieser Zeremonie liegen, ist nicht genau bekannt. Allerdings gibt es kein pinkes Team, das nicht auch verkraften muss, eine Mitpaddlerin an den Krebs zu verlieren. Irgendwann kam vermutlich eines der ersten pinken Teams auf die Idee, sich von der verstorbenen Teamkollegin mit Blumen zu verabschieden, auf dem Element, auf dem sie so viel Spaß und Hoffnung geteilt hatten, dem Wasser. Auch wir *Ladybugs* haben das schon gemacht und es ist eine sehr ergreifende Art und Weise, den Paddlerinnen zu gedenken, die den Krebs nicht besiegen konnten.

Inzwischen ist die Blumenzeremonie Teil vieler pinker Veranstaltungen. Unvergessen beim IBCPC-Festival 2018 in Florenz: 4000 Paddlerinnen, alle in den gleichen pinken T-Shirts, säumten das Ufer des Arno. Und sechzehn Drachenboote lagen im Wasser, im ›Päckchen‹, Bord an Bord. Tausende Blumen flogen ins Wasser und ließen den Arno zu einer pinkfarbenen Blumenwiese werden. Noch heute werden wir *Ladybugs* ganz sentimental, wenn wir daran zurückdenken.

»Entenpelle – aber so was von!«, kommt dann ganz trocken im tiefsten Ruhrpottslang. Und wir wissen alle, was und vor allem wie es gemeint ist.

Aber auch auf kleineren Veranstaltungen ist es immer wieder faszinierend, Teil einer Blumenzeremonie zu sein. Natürlich durfte sie bei der Taufe unseres Bootes nicht fehlen, auch beim Training mit dem Ruhrpottboot haben wir sie erlebt.

Besonders beeindruckend ist die Zeremonie dann, wenn die Veranstaltung gar nicht rein pink ist, denn dann wird plötzlich überdeutlich: Pinkies sind mehr als ein Sportverein.

Auf der Internationalen Regatta in Barcelona war der zweite Tag der Tag der Pinkies. Viele Zuschauer standen am Rand. Die meisten hatten wahrscheinlich gar nicht so wirklich begriffen, dass an diesem zweiten Wettkampftag nicht nur um Siege und Platzierungen gekämpft wurde. Als wir uns nach den Rennläufen zur Blumenzeremonie formierten, still wurden und der Musik lauschten, jubelte das Publikum zunächst, winkte und lachte – so wie man bei einer Siegerehrung winkt und lacht und jubelt. Doch plötzlich wurde es stiller und stiller. Die Zuschauer sahen in die Augen der Paddlerinnen, sie sahen ernste Gesichter, liebevolle Umarmungen, Tränen. Und begriffen allmählich, dass diese Zeremonie keine Sportzeremonie war, sondern anders. Als die Musik verstummte und die Blumen ins olympische Regattabecken von Barcelona flogen, da war es völlig still, auf dem Wasser und auf den Rängen. Umso größer der Jubel, als wir alle wieder an Land gingen. Unsere Trommlerin, eine Supporterin, also nicht selbst betroffen, formulierte es hinterher so: »Nie wieder sitze ich auf der Trommel bei einer Blumenzeremonie. Da schaut man genau in die Augen der ganzen Frauen. Und plötzlich versteht man, was das heißt: Brustkrebs!«

So mancher hat uns schon gefragt: »Zieht euch das nicht immer wieder nach unten? Wäre es nicht besser, auf solche emotionalen Zeremonien zu verzichten?« Unsere Antwort darauf: »Was hilft es, die Augen vor einer Wahrheit zu verschließen, die es leider immer wieder gibt? Wirklich schlimm wäre es, würden wir die vergessen, die nicht mehr paddeln können. Und die Blumenzeremonie ist der Ort, an dem wir bewusst Trauer und Ängste zulassen, um danach umso stärker weiterleben zu können.«

# Medien und Öffentlichkeit

Öffentlichkeitsarbeit, die Medien – das ist für jeden Verein ein wichtiger Aspekt, vor allem, wenn man auf der Suche nach Mitgliedern oder Sponsoren ist. Unser erster Schritt in Lünen war der Aufbau einer Internetseite und eines Facebook-Accounts, die beide seitdem liebevoll von Dea gepflegt werden. Eine wichtige Basis, dort sind alle Informationen über uns auf einen Blick zu finden, können genutzt werden, um sich ein erstes Bild von uns zu machen.

Allerdings muss man die Seite ja erst mal finden im weltweiten Netz. Was könnte dafür besser geeignet sein als die lokale Tageszeitung? Daher versuchten wir, möglichst viele Anlässe für kleine Artikel zu nutzen. Und merkten bald: Den meisten Erfolg hat man, wenn man bunte Bilder mitliefert und am besten gleich einen halbwegs passablen Artikel. Nach zwei bis drei erfolgreichen Artikeln ist der Name in den Lokalredaktionen bekannt und die Chancen auf Veröffentlichung steigen. Egal, welche Aktionen gerade anstanden, wir versuchten, in die Presse zu kommen. Sei es mit der Bootstaufe, einer Spende, der Baumpflanzaktion. Sobald der Text, die Bilder verschickt waren, stieg die Spannung. Jede von uns blätterte morgens gleich zur Lokalseite: Sind wir drin? Und wenn ja, klingelte es schon morgens ab sechs Uhr in der WhatsApp-Gruppe. Mit dem Bericht über die internationale Regatta in Florenz schafften wir es einmal sogar auf die Titelseite – gut, nicht bei BILD oder ZEIT oder WELT, sondern nur im lokalen Lüner Anzeigenblatt, aber stolz waren wir dennoch.

Artikel in Zeitungen oder in sozialen Medien konnten wir bis zu einem gewissen Grad selbst steuern – für Radio und Fernsehen waren wir auf gute Kontakte oder eben auch auf ein wenig Glück angewiesen. Der Hörfunk wurde auf uns aufmerksam, nicht zuletzt dank guter ›Connections‹ in unserem

Team. Der Sender WDR5 kam für ein Interview zu uns, das kurz vor Weihnachten 2016 in der Serie ›Neugier genügt‹ gesendet werden sollte. Dea, Anke und Heike stellten sich den Fragen der Reporterin, erzählten locker von ihrer Erkrankung und über Pinkies und *Ladybugs*. Leider musste das Interview zunächst aktuellen Berichterstattungen weichen, denn der geplante Sendetag war ausgerechnet der, an dem ein Attentäter mit einem LKW in den Berliner Weihnachtsmarkt raste. Wir hörten uns also erst sehr lange nach den Aufnahmen tatsächlich selbst im Radio. Deas Kommentar: »Oh Mann, da hört man aber deutlich, dass wir aus dem Pott kommen.« Gut so!

Die Technik beim Radio war beeindruckend, wir durften aber auch direkt erleben, was alles für eine gute Fernsehsendung erforderlich ist. Im Juni 2016 besuchte uns das Team der WDR Lokalzeit. Die Moderatorin stieg selbst mit ins Boot, wir durften von den *Ladybugs* erzählen und flimmerten am nächsten Tag in die heimischen Wohnzimmer. Die eine oder andere wurde sogar angesprochen: »Du, sag mal, kann es sein, dass du gestern im Fernsehen warst?«

Ende 2018 bekamen wir nochmals Besuch. Ein Medienteam wollte einen Beitrag über ›Krebs und Sport‹ für die WDR-Sendereihe mit Doc Esser drehen und suchte dafür Brustkrebspatientinnen in Nordrhein-Westfalen. Gemeinsam mit den Pink Patrols aus Bochum stellten wir uns gern zur Verfügung. Gleich die erste Szene (Regieanweisung: »Die *Ladybugs* nehmen ihre Paddel und stellen sich dann mit diesen zu einem Spalier auf, durch das die Moderatorin hindurchgeht und die Begrüßung spricht.«) musste ungefähr fünfmal gedreht werden – und schaffte es zum Schluss doch nicht in die kurze Sequenz über die Pink Paddler. Anderes aber schon, die Interviews mit Britta und Ilona, ein paar Aufnahmen von oben – farbenfrohe Drachenboote auf dem Datteln-Hamm Kanal. Der Kameramann stieg mit uns ins Boot, hockte mit dem Rücken zur Fahrtrichtung auf der ersten Bank. Auf dem Trommelstuhl klammerte sich eine junge Redakteurin mit

GoPro fest und mitten zwischen uns Paddlerinnen saß die Moderatorin, um die Interviews zu führen. Auf der zweiten Bank, also direkt vor dem dicken Auge der Kamera: Zwei *Ladybugs*, die nicht interviewt wurden, sondern den Paddeltakt halten sollten.

»Oh weh, wenn Sie mich jetzt aufnehmen, mit ungefähr 20 cm Entfernung von Ihrer Riesenkamera, dann kriege ich eine Knollennase. Das müssen Sie dann rausschneiden, bitte«, wandte Heike sich grinsend an den Fotografen.

Der grinste zurück. »Riesenkamera?«, erwiderte er. »Das ist meine kleine zierliche, die große wiegt noch 10 kg mehr, da weiß man, was man getan hat nach einem Drehtag.«

Gut, dass er die nicht dabeihatte im Boot, das hätte arge Schräglage gegeben.

Fast vier Stunden dauerte es, bis die Redakteurin zufrieden war und alle entscheidenden Drehs im Kasten. Danach – wir können Catering! – gab es natürlich Kaffee und Kuchen für die Pinkies und das gesamte Drehteam im Vereinsheim. Das war auch bitter nötig, denn nach den Stunden draußen (es war ein ungemütlicher Novembertag) konnten wir alle ein wenig Wärme vertragen.

Als der Beitrag schließlich im Januar 2019 gesendet wurde, trafen wir uns alle bei Bettina, die ihr Wohnzimmer zur Verfügung stellte. Wenige Minuten waren übriggeblieben von dem stundenlangen Dreh – plötzlich sahen wir die Arbeit der Fernsehleute ganz anders an. Aber auch die hatten einiges gelernt über die Pinkies und den Drachenbootsport – z.B., dass Pumps keine geeignete Paddelbekleidung darstellen und dass man im Boot auch schon mal etwas nass werden kann, wenn die *Ladybugs* einen ordentlichen Start hinlegen.

## *Zwischenruf: Regatta mit Hindernissen – von Christa*

Oh Mann, was hatte ich da nur gemacht! Ich hatte mich doch tatsächlich für die internationale Regatta in Barcelona 2019 mit meinen *Ladybugs* angemeldet. Ich, ausgerechnet ich, die Regatten gar nicht so super findet wie einige andere bei uns. Den ganzen Tag warten und vielleicht vier bis fünf Rennen fahren, nee, muss ich nicht haben. Was hatte mich da nur geritten?

Der Abreisetag kam. Das allgemeine Reisefieber steckte mich bald an, wie alle anderen *Ladybugs* war ich nun doch in freudiger Erwartungshaltung auf die Tage, die vor uns lagen. Das Reisen mit meiner Gruppe ist eigentlich immer ein Spaß, wenn da nur nicht die Regatten wären. Aber in diesem Fall: Mitgefangen – mitgehangen!

Unser Renntag stand an. Das erste Rennen lief nur mäßig, es fühlte sich eher an wie einpaddeln. Wir *Ladybugs* krankten scheinbar daran, das erste Rennen ein bisschen zu verschlafen, dachte ich. So war es zumindest in Barcelona. Immerhin, dieser Fehlstart machte uns heiß auf die nächsten Läufe.

Unser zweites Rennen. Wir nahmen unsere festgelegten Plätze im Drachenboot ein und fuhren zur Startlinie. Ich stand völlig unter Strom, wollte nur noch durchkommen und die Rennen beenden. Der Starter gab das Signal, wir legten uns mächtig ins Zeug. Anders als im heimischen Lünen kamen keine anfeuernden Rufe von hinten, denn der Steuermann war ein Spanier, der kein Wort über die Lippen brachte. Aber unsere Trommlerin hatte die Konkurrenz im Blick. Im richtigen Moment spornte sie uns mit lauter Stimme zum Endspurt an. Wir lagen viel besser als beim ersten Rennen. Jetzt kam es auf jede an. Ich gab mein Bestes, wie besessen ›holte ich das Wasser‹ mit kraftvollen Schlägen. Doch in einem Moment der Unachtsamkeit, vielleicht hatte ich einmal einen kurzen Blick außerhalb des Bootes geworfen, entglitt mir beim Herausziehen des Paddels der Knauf aus der führenden Hand. Nur meine untere Hand hielt das Paddel kurz oberhalb vom Paddelblatt, der Schaft schwankte frei umher. Eine Schrecksekunde durchfuhr mich – nur nicht das Paddel ganz loslassen, dann wäre alles verloren – unsere mögliche gute Platzierung wäre dahin. Doch es kam noch schräger! Durch den Schwung und die fehlende stabilisierende Hand verhakte sich der Knauf in der Paddelweste der vor mir sitzenden Mitpaddlerin Maike. Oh, das durfte doch nicht wahr sein! Konnte ich Maike damit aus dem Boot hebeln? Und damit eine Kenterung verursachen, mein Angstszenario? Es ging alles so blitzschnell, dass ich nichts anderes denken konnte als: »Du musst den Knauf wieder erwischen, ehe alle aus dem Takt geraten!« Vermutlich waren es nur wenige Zehntelsekunden, doch mir erschien es wie eine Ewigkeit, dann bekam ich das Paddel mit der oberen Hand wieder zu fassen, wand den Knauf aus Maikes Paddelweste und reihte mich neu ein. Gott sei Dank blieb Maike im Rhythmus und ließ sich von meinen seltsamen Bewegungen direkt in ihrem Rücken nicht irritieren.

Im Ziel angekommen, stand ich immer noch ein wenig neben mir. Welchen Platz wir gemacht hatten, war mir völlig gleichgültig. Maike hatte gar nicht wirklich gemerkt, was mir passiert war, sie war einfach weitergepaddelt, etwas verwundert über meine unorthodoxen Paddelbewegungen. Vor lauter Erleichterung, dass alles glimpflich ausgegangen war, lachten wir uns halb kringelig über unser Westenhakeln.

Immer wieder bei unserem gemeinsamen Abendessen am Renntag kam diese kleine Episode auf den Tisch.

Am Ende unseres Barcelonas-Trips reisten wir doch tatsächlich mit dem zweiten Platz und kleinem Pokal im Pinken Wettbewerb zurück nach Lünen – so schlecht waren wir also doch nicht. Dennoch – irgendwie fühlte ich mich bestätigt: Regatten sind nicht so ganz mein Ding, aber ich werde daran arbeiten ;)!

# Regatta in Datteln

Die Regatta in Datteln ist sozusagen ein Pflichttermin – ein erfreulicher! Datteln war unsere allererste Regatta, seitdem haben wir in jedem Jahr dort teilgenommen, auch, als wir nach dem Vereinswechsel arg dezimiert waren. Dabei half, dass die Damenkonkurrenz zunehmend in 5-Bank-Booten statt in den großen 10-Bank-Booten ausgetragen wurde. Zwanzig Frauen sind einfach eine Mannschaftsstärke, die schwer zusammenzubringen ist. Vor allem half, dass wir immer Supporter fanden, z.B. bei den weiblichen Lüner Löwen. Im Gegenzug stieg die eine oder andere von uns bei den Löwen mit ins Boot, um die geforderte Damenquote eines ›Mixed Team‹ sicherzustellen. An dieser Stelle gleich noch ein dickes Dankeschön an Claudia, Yvonne und all die anderen.

Als wir das erste Mal 2012 von den Kanuten Emscher-Lippe (KEL) nach Datteln eingeladen wurden, hatten wir nicht mal einen Namen. Den fanden wir dann schnell, aber es fehlte trotzdem noch etwas. Nämlich ein Schlachtruf, wie ihn alle Drachenbootteams haben. Man nutzt diesen Motivationssong (oder auch nur einen kurzen Spruch) vor einer Regatta, um sich auf den Sieg einzuschwören, oder auch in emotionalen Situationen, in denen man sich des Zusammenhalts in der Truppe vergewissern will. Vermutlich sollten damit ursprünglich auch die Gegner eingeschüchtert werden – was heute eher nicht der Fall ist.

Ein Schlachtruf – das passte eigentlich gar nicht zu uns. Andererseits macht es schon Sinn, sich gemeinsam vor dem Rennen zu motivieren, nach dem Aufwärmtraining, wenn alle im Kreis stehen, sich die Hände reichen. Die Lüner Löwen z.B. rufen einfach nur ›LÜNER! LÖWEN!‹. Klingt beeindruckend, wenn es von zwanzig Männern gebrüllt wird. Wir waren damals ein noch relativ kleines Häuflein Frauen. Und unsere Hauptmotivation war nie, sportliche Erfolge zu erzielen, auch nicht der Wettkampf an sich. Wenn wir kämpften, dann gegen unsere Krankheit, auch beim Paddeln im Drachenboot, auch auf einer Regatta. Das sollte sich in unserem ›Kampfgeschrei‹ widerspiegeln.

Ein langer Teamabend mit Brainstorming führte schließlich zu einem Text, mit dem wir uns vom ersten Moment an identifizieren konnten:

Wer hat die Haare schön? – Die *Ladybugs*!
Wen wird man siegen sehen? – Die *Ladybugs*!
Wer wird nie untergehen? – Die *Ladybugs*!

Als eine Besucherin diesen Schlachtruf hörte, fragte sie völlig irritiert: »Was ruft ihr denn da? Ihr habt die Haare schön?«

Aber nach einer kurzen Erklärung nickte sie zustimmend. »Ja, bei anderen klänge es blöd, aber bei euch passt es.«

Denn fast alle von uns haben irgendwann einmal eine Chemotherapie erhalten. Und dabei die Haare verloren, eine unglaubliche emotionale Belastung für die meisten. Dass wir eine natürliche Frisur haben, eben ›die Haare schön‹, ist nicht selbstverständlich, heißt es doch auch, wir haben den Krebs überwunden. Genauso doppeldeutig sind auch die beiden weiteren Ausrufe in unserem Motivationssong.

Acht Mal sind wir inzwischen in Datteln gestartet, und in der Erinnerung verschwimmen die einzelnen Regatten ein wenig. Vermutlich, weil es immer ein Erlebnis ist, in Datteln zu starten. Immer ist die Organisation hervorragend, der Kuchen lecker, die abendliche Party ausgelassen. Immer sind viele, viele Drachenboote am Start. Oft tragen die Teams fantasievolle Kostüme, vom Froschkostüm bis hin zu Petticoat und Smoking haben wir schon alles gesehen. Immer gibt es Pokale für alle Teilnehmer, wird auch der letzte Platz sauber in den B- oder gar C-Finalen ausgefahren.

Auf dem Gelände des KEL herrscht Festival-Atmosphäre. Die Teams sitzen in flink aufgebauten Zelten oder unter Sonnenschirmen, haben sich ausgerüstet mit Getränken und Leckereien. Letzteres ist allerdings eigentlich gar nicht erforderlich, denn der KEL bietet selbst ein breites Angebot, von Grillwurst über Bier bis hin zu Kaffee und Kuchen.

Zwei Ereignisse sind in besonderer Erinnerung geblieben. Und zwar in ganz gegensätzlicher Art und Weise.

Das erste Erlebnis gehört zu den Dingen, die man eigentlich gar nicht haben will. In dem Jahr standen wir Pinkies, wie üblich, beim Rennen der Lüner Löwen am Ufer, um sie anzufeuern. Ein Finallauf! Die Löwen saßen in ihrem eigenen Boot – wir hofften, das sei ein gutes Zeichen für sie und drückten natürlich die Daumen für einen Sieg. Gerade hatte ein Flussschiff den Kanal und die Rennstrecke passiert, noch war es auf Höhe der Zuschauer, da wurde das Rennen gestartet.

Auf den letzten Rennmetern, während die Zuschauer johlten und schrien, kamen die ersten dem dicken ›Pott‹ arg nahe – anscheinend hatte der Starter die Geschwindigkeit der Drachenboote unter- und die des Flussschiffes überschätzt. Statt jedoch zu stoppen, trieb das Rennfieber die Teams weiter, sie änderten etwas ihre Bahn, näherten sich damit aber den anderen Booten. Die Abstände wurden immer enger, da passierte es. Eines der anderen Drachenboote rammte das Heck der Lüner Löwen, die daraufhin eine unfreiwillige Kurve genau in Richtung Kanalschiff machten. Zugleich wurde der Steuermann der Lüner Löwen von seinem Platz katapultiert und rettete sich mit einem Hechtsprung ins Wasser. Die Trommlerin ließ sich nach vorn ins Boot fallen, um bei einem Zusammenstoß mit dem Schiff etwas geschützter zu sein. Irgendwie schafften die Löwen es, ihr Boot auch ohne Steuermann rechtzeitig aufzustoppen und vom Schiff wegzulenken. Puh, das war knapp! Die Helfer vom KEL kamen sofort dazu, zogen das Boot an den Steg.

Wir *Ladybugs* am Ufer hatten mit angehaltenem Atem zugesehen. Wie froh waren wir, als alle Löwen wieder sicher an Land waren. Außer ein paar blauen Flecken und einem unfreiwilligen Bad war zum Glück nichts passiert. Auch das Boot war nicht beschädigt, nur ein abgebrochener Drachenbootschwanz erinnerte noch an den Unfall.

Eine Erinnerung ganz anderer Art teilen wir mit dem Team Pink Patrol aus Bochum, zu denen damals, 2014, neben Brustkrebspatientinnen auch noch gehörlose Frauen gehörten. Eine separate Pink-Wertung gab es damals noch nicht, die wurde zum ersten Mal 2019 ausgetragen. Die Damenkonkurrenz war in dem Jahr sehr klein, nur fünf Boote waren am Start. Wir *Ladybugs* hatten schon Mühe gehabt, das Boot zu besetzen, besonders gut trainiert waren wir auch nicht, und so landeten wir im B-Finale. Dort sollten wir gegen die Pinkies aus Bochum antreten.

Eigentlich ein völlig sinnloses Rennen, ob wir auf Platz 4 oder 5 landeten, war ja völlig gleichgültig. Andererseits waren wir beide Pink-Boote, also schon etwas Besonderes – nur wussten die Zuschauer das gar nicht. Kurzentschlossen führten wir ein paar Gespräche vorab – und machten das B-Finale zu einer Werbung in eigener Sache.

Wir starteten das Rennen wie immer. Auf den Startbefehl ›Are you ready?‹ lehnten wir uns weit nach vorn, bei ›Attention‹ tauchten wir die Paddelblätter tief ins Wasser, bei ›Go!‹ zogen wir voller Kraft durch zum ersten Schlag. Zehn ›dicke‹ Schläge, fünf schnelle, dann laaaang auf Strecke. Genau wie immer, ein Start, wie wir ihn schon viele Male geübt und praktiziert hatten. Die Bochumer auf der Nebenbahn legten sich ebenfalls mächtig ins Zeug. Wir lieferten uns ein knappes Kopf-an-Kopf-Rennen, bis ca. 100 Meter vor dem Ziel. Dann nämlich erklang von beiden Steuerleuten der Ruf ›Paddel halt‹. Wir nahmen die Paddel ins Boot, die Steuerleute manövrierten die beiden Boote längsseits, die inneren Paddlerinnen hielten sich am jeweils anderen Boot fest, und dann fuhren wir gemeinsam, im Päckchen, über die Ziellinie. Natürlich hatten wir die Rennleitung vorher eingeweiht, die unsere Aktion jetzt über Lautsprecher dem Publikum erklärte.

Die Zuschauer, zunächst irritiert über unser Manöver, klatschen und jubelten begeistert. Und die vielen positiven Feedbacks an der Rennstrecke, von Zuschauern, von anderen Teams, zeigten uns, wie wichtig es manchmal ist, ganz offen und auch ein wenig offensiv mit unserer Krankheit umzugehen.

Seit 2019 gibt es für pinke Teams beim KEL eine eigene Wertung. Auch das ist positiv, fördert es doch die Bekanntheit der pinken Bewegung. Wir aber haben es immer genossen, uns mit gesunden und oft viel jüngeren Frauen zu messen. Wenn man dann nicht ganz hinten liegt, sondern auch mal ein richtig gutes Rennen hinlegt – dieses Gefühl ist einfach unglaublich motivierend.

In jedem Fall bleibt Datteln unsere Haus- und Hofregatta. Hoffentlich können wir 2021 dort wieder starten.

## *Zwischenruf: Regattafeeling – von Barbara*

Angst vor dem Wasser hatte ich zwar nie, aber ich war auch nie eine eifrige Schwimmerin. Andererseits hatte es mir schon immer gefallen, auf einem größeren Boot oder Schiff zu sein. Doch diese kleine »Nussschale«, das Drachenboot, war schon etwas Besonderes. Mit Respekt stieg ich damals, vor über sechs Jahren, zum ersten Mal ein. Ausgerüstet mit einer Schwimmweste und Paddel ging es los. Mein erstes Training empfand ich als sehr hart und anstrengend. Schulter, Arme, Nacken – alles war angespannt und verspannt. Die Sitzbank eines Drachenbootes ist alles andere als bequem. Ich dachte, dass ich das Training niemals durchstehen würde. »Was mache ich hier eigentlich? Warum quäle ich mich so?«, fragte ich mich. Es machte irgendwie Spaß, aber ich hatte Respekt vor dem nächsten Tag. Was würde mein Körper zu dieser ungewohnten Belastung sagen? Und ich bekam tatsächlich Muskelkater vom Allerfeinsten.

Aber ich blieb dabei. Das lag nicht nur an diesem Sport, nein, die *Ladybugs*, alle zusammen, machten es aus. Ich fühlte mich richtig gut, war stolz auf mich, dass ich diesen Schritt gewagt hatte und bin nun seit vielen Jahren mit Begeisterung ein *Ladybug*.

Dass ich allerdings tatsächlich mal eine Regatta mitfahren würde, das hätte ich am Anfang nie geglaubt. Zumal ich eher zu den älteren bei den *Ladybugs* gehöre. Sogar Teamcaptain war ich zwischendurch schon mal für die Regatta in Datteln.

Ganz besonders in Erinnerung habe ich meine erste Regatta in Essen auf dem Baldeneysee. Ein absolutes Schlüsselerlebnis!

Das Wetter war alles andere als gut, es schüttete aus Eimern. Vor dem Rennen war ich sehr aufgeregt, wusste gar nicht mehr, was ich zuerst machen sollte. Irgendwie kam ich durch den Start. Dann lief das Rennen, ich schaltete meinen Kopf aus, habe nur noch gepaddelt und versucht, im Rhythmus meiner Vorderleute im Takt zu bleiben. Wir fuhren über die Ziellinie, irgendwer schrie: »Und durch! Paddel halt!«

Ich hatte alles gegeben! Platzierung war erst mal nicht wichtig. Völlig ausgepumpt stieg ich aus dem Boot. Die Anspannung fiel von mir ab. Ich zitterte am ganzen Körper, musste mich erstmal setzen. Ich schaute mich um, alle liefen fröhlich lachend, teils auch richtig außer Atem herum.

Mit einem Mal stellte sich ein wahnsinniges Gefühl bei mir ein. Ich dachte: »Wie geil ist das denn?? Du bist ein Drachenbootrennen gefahren!!« Ein wirkliches Glücksgefühl machte sich in mir breit. Meine Endorphine spielten Karussell mit mir. Ich sprang auf und tanzte ebenfalls wild vor Freude mit den anderen herum. Wir beglückwünschten uns zu diesem Rennen, klatschten einander ab und lachten.

Bis heute weiß ich gar nicht wirklich, welche Endplatzierung wir an diesem Regatta-Tag in Essen erreicht hatten. Eines weiß ich seitdem aber ganz genau: Den Drachenbootsport wird mir keiner mehr nehmen!

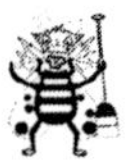

# Wanderfahrt nach Hamburg mit dem DKV

*von Anke Liske-Bornscheuer*

Wohin geht die Wanderfahrt im Jahr 2018? Mit großer Spannung warteten wir auf die Information. Dann endlich die Ausschreibung. Hurra! Es ging in die Großstadt, auf die Alster, nach Hamburg. Das war echt ein Highlight!

Seit einigen Jahren organisiert der DKV Wanderfahrten für Pink Paddler. Einmal im Jahr treffen sich Teams aus ganz Deutschland in einer Stadt mit viel Wasser. Wir treten nicht im Wettkampf gegeneinander an, sondern verbringen einfach zusammen eine gute Zeit. Vier bis fünf Stunden paddeln wir gemeinsam in Freundschaft, erfahren viel Neues über die Stadt, entdecken so manches, was wir von der Landseite her kennen, jetzt ganz neu von der Wasserseite. Verschnaufpausen an Land erlauben es den Paddlerinnen, den Körper ordentlich zu dehnen und zu strecken, so ist die Strecke auch für weniger Geübte gut zu schaffen. Inzwischen kennen die Teams sich deutschlandweit, die Wiedersehensfreude ist immer groß.

Die erste Wanderfahrt führte 2016 ins Saarland, die zweite nach Heilbronn, jetzt sollte es also nach Hamburg gehen.

Eine kleine Gruppe *Ladybugs* stand reisebereit am Lüner Hauptbahnhof. Unschwer zu erkennen an unseren pinken Teamjacken, unserem ›Ausgehdress‹. Bei der Marine würde man dazu sagen: ›Die erste Geige‹.

Dazu trugen wir unsere froschgrünen Teamshirts. Damit zeigen wir nicht nur allen anderen, dass wir eine Einheit sind, es ist auch für uns ein gutes Erkennungsmerkmal, wenn es auf dem Bahnsteig nur so wimmelt von Menschen. Wir finden uns ganz bestimmt immer wieder!

Zum Glück hatte Bettina Plätze reserviert. Sehr komfortabel, denn der Zug war bis auf den letzten Platz besetzt. Mit viel Vorfreude beschlagnahmten wir unser Abteil, verstauten die Koffer und Taschen.

Wir waren aufgeregt wie früher bei Schulausflügen und genau wie damals wurden schon sehr bald die ersten Proviantpakete aus den Rucksäcken gezogen.

Viel Gesundes kam zum Vorschein. Paprikaschnitze, Mohrrüben, Apfelstücke, fettarm belegte Brote und Brötchen, dazu Mineralwasser und Apfelsaftschorle. Vorbildlich!

Aber wir wären nicht die *Ladybugs*, wenn wir nicht auch etwas Kribbeliges, gut gekühlt, zum Anstoßen aus den Taschen gezaubert hätten. Ruckzuck hatten wir alle ein bruchfestes Sektgläschen in der Hand und stießen mit unserem ganz speziellen ›Prosit‹ an. »Are you ready? Attention! Go!« Bei diesen Worten kamen wir mit den Gläsern zusammen und ließen uns das kühle Etwas schmecken.

Dieser Spruch ist eigentlich der Start bei einer Drachenbootregatta. Bei ›Are you ready?‹ gehen die Paddler weit in Vorlage, bei ›Attention‹ werden die Paddelblätter tief ins Wasser gesteckt, und bei ›Go‹ erfolgt der Start, der erste Schlag. Dann bringen wir das Wasser zum Kochen, versuchen, mit maximalem Krafteinsatz das Boot zu beschleunigen und vielleicht schon die ersten Konkurrenten hinter uns zu lassen.

Irgendwann bei einem gemütlichen Abend unter Paddelkollegen war das Startzeichen umgemünzt worden zum Trinkspruch. Wir nutzen diesen Spruch inzwischen sehr gern, wann immer es etwas zum Anstoßen gibt. Und haben so viel Spaß dabei, dass unsere Augen Funken sprühen würden, wenn sie es denn könnten.

Die pinken Jacken hatten schon viel Aufmerksamkeit bei den Mitreisenden erregt, der Trinkspruch tat sein Übriges. Man wunderte sich über die bunte Truppe. Ein Junggesellinnenabschied ›on tour‹? Eher nicht. Ein Büroausflug? Schließlich sprach ein Mitreisender uns direkt an: »Seid ihr ein Kegelverein?«

Wir antworteten: »Nö! Pink Paddler!« Ratlose Gesichter um uns herum, also klärten wir auf, was Pinkies sind und warum wir Richtung Hamburg fuhren. Wie schon so oft in unserem *Ladybugs*-Leben: Staunend zollten die Mitreisenden uns ihren Respekt und wünschten uns ein richtig tolles Wochenende.

Nach dem Einchecken im Hotel in Hamburg marschierten wir gleich zum Kanuclub Hanseat – wie klasse, dass Barbara ein Quartier in fußläufiger Entfernung gefunden hatte. Ganze drei Minuten brauchten wir bis zum Clubgelände. Wir nahmen das Gelände schon mal in Augenschein, begrüßten die dort anwesenden Helfer und Ausrichter. Die Vorfreude stieg.

Aber vor der eigentlichen Wanderfahrt am Samstag trafen wir uns zum gemeinsamen Abendessen im Schanzenviertel. Viele neue, aber auch viele bekannte Gesichter aus ganz Deutschland hatten sich schon versammelt. Als wir einen Teil unserer Teammitglieder aus Florenz begrüßten, rollten bei einigen vor Wiedersehensfreude und in Erinnerung an die einmalige Zeit dort kleine Tränchen, die aber süß schmeckten. Wahnsinn, was das gemeinsam Erlebte mit uns gemacht hat.

Die fröhliche Runde löste sich erst nach mehreren Stunden auf. Und als Patrizia, die Verantwortliche beim DKV für die Pinkies, das Programm für die Wanderfahrt genauer erläuterte, stieg die Vorfreude nochmals an. Vor allem auf den Halt direkt am Jungfernstieg waren alle gespannt.

Beim Absacker in der Hotelbar übten wir schnell nochmals unser Startsignal (Are you ready? Attention! Go!), und wieder ernteten wir staunende und lächelnde Blicke.

Am nächsten Morgen standen wir erwartungsvoll und im Sportdress auf dem Gelände des Hanseat Vereins für Wassersport e.V. Zuerst einmal mussten die riesigen Drachenboote zu Wasser gelassen werden. 12,50 m lang sind sie und 250 kg schwer. Es ist immer wieder erstaunlich, auf welche Technik Vereine kommen, um die Boote zu bewegen. Vor allen

Dingen auch so, dass auch Damencrews sie allein händeln können. Hier lagen sie auf Rollen, gleich auf zwei Ebenen übereinander. Die Technik glich fast der eines Paternosters, die Boote konnten in die richtige Höhe positioniert und dann seitlich auf den Bootswagen geschoben worden. Eine Lösung der Extraklasse – wir machten gleich Fotos für unseren Trainer Hagen. Der ist nicht nur Trainer, sondern auch begnadeter Handwerker. Ganz viel Equipment in unserem Bootshaus in Lünen, an und in den Booten, stammt aus seiner Hand. Neue Ideen zur Lagerungstechnik und kräfteschonenden Bewegung der Boote interessieren ihn immer.

Drei fast vollbesetzte Drachenboote (also fast sechzig Paddlerinnen, alle im gleichen weiß-pinken Tour-T-Shirt) machten sich auf den Weg durch Hamburg, zunächst über die Kanäle der Außenalster. Das Wetter meinte es richtig gut mit uns. Strahlend blauer Himmel, Sonne und 25 Grad. Wie schön, dass wir mit waschechten Hamburgern als Steuerleuten auf dem Wasser waren. Sie berichteten uns viel Wissenswertes über die Stadt und die Alster. Von der Wasserseite sieht Hamburg ganz anders aus als für den normalen Tagestouristen. Und für uns, die wir den Wassersport lieben, war das ein richtiges Highlight. Verwunschene Grachten, uralte Bäume, deren Äste weit über das Wasser reichten, prächtige Stadtvillen, die uns ihre Gartenseite präsentierten und fast verschwanden hinter Hecken und Blumenrabatten. Ganz neue Eindrücke konnten wir sammeln, Gebäude, Prominentenwohnsitze, Brücken – alles bekamen wir im besten hamburgischen Dialekt erklärt.

Als wir über den Stadtparksee in Richtung Alster paddelten, berichteten unsere Wasserwanderführer von dem letzten Rolling Stones-Konzert, welches an Land, im Stadtpark, stattgefunden hatte. Ein Teil der Vereinsmitglieder vom Wassersportverein Hanseat paddelte damals zu diesem Konzert genau dahin, wo wir uns nun befanden. Sie sahen zwar von ihrem Wasserstandort die Bühne der Stones nur von der

Rückseite, aber die Musik war hervorragend zu hören. Akustik nicht ganz optimal, aber kostenfrei. Wir *Ladybugs* waren uns einig: Das hätten wir auch gern erlebt.

Nach einigen Biegungen nach links und rechts befanden wir uns auf der Außenalster. Was für ein erster Blick! Unser Ziel des heutigen Tages war der berühmte Jungfernstieg an der Innenalster. Wie geplant, legten wir mit unseren Drachenbooten dort an, wer wollte, konnte für einen kurzen Kaffee oder mehr aussteigen oder einfach die Atmosphäre an diesem belebten Ort genießen.

Besucher oder auch ansässige Bewohner der Stadt blickten ein wenig erstaunt und interessiert zu uns hinüber. So manch einer hatte wohl noch nie ein Drachenboot gesehen. Unsere Boote lagen sicher und dicht vertäut am Steg, schaukelten in den Sonnenstrahlen und warteten auf uns, bis wir für die Rücktour wieder an Bord gingen.

Wer Hamburg kennt, kennt auch die Binnenalster. Da weiß man auch, dass es am Jungfernstieg eine Wasserfontäne gibt. Unsere Steuerleute machten sich einen Spaß daraus, mit uns in die Nähe der Fontänen zu fahren. Mit einer kleinen Erfrischung vom Wassernebel stachen wir unsere Paddel wieder kräftig ins Wasser. Aufmerksam musste agiert und gesteuert werden, denn bei diesen sommerlichen Temperaturen nutzten sehr viele Freizeitsportler die Gelegenheit, mit ihren eigenen Wassersportgeräten, überwiegend Segelboote, die Außenalster zu bevölkern. Nicht zu vergessen die vielen größeren, motorisierten Ausflugsboote, die vor allen anderen Vorfahrt haben.

Als uns einer dieser Ausflugsdampfer direkt vor einer Brücke in den Seitenkanälen entgegenkam, mussten wir tatsächlich stoppen und uns vorsichtig an die Böschung drängen, unter der Brücke war es viel zu eng für eine Begegnung. Das Ausflugsboot selbst passte gerade mal hinein, ein kleiner Steuerfehler, und das Boot hätte mit dem Dach die schön geschwungene Brücke touchiert. In diesem Moment wurden vermutlich Hunderte Fotos geschossen: von uns Paddlerinnen, aber auch von den Touristen auf dem Ausflugsboot, die voller Interesse unsere langen ›Kähne‹ betrachteten.

Bestens gelaunt und mit vielen neuen Eindrücken kehrten wir zurück zu unserem Ausgangspunkt, dem Wassersportverein Hanseat.

Stolz auf unsere Leistung, immerhin hatten wir ungefähr 17 km mit Muskelkraft auf dem Wasser zurückgelegt, stiegen wir aus den Booten. Die erste Paddlerin stellte sich ans Ufer, hob ihre Hand, die nächste klatschte ab, stellte sich dahinter, die dritte folgte … Und so fort. Bis eine endlose Schlange von fast sechzig Frauen sich gegenseitig abgeklatscht hatte. Das ist jedes Mal ein wahnsinnig tolles Gefühl – wir sind Mitglieder dieser eingeschworenen Gemeinschaft! Der Gedanke ›Wir sitzen alle in einem Boot‹ schwebt wie ein Schutzschild über uns. Als könne uns nichts passieren, solange wir nur zusammenhalten.

Nacheinander holten wir die Boote aus dem Wasser. Das klappt nur mit straffen Kommandos. Die erfahrenen Steuerleute des Vereins sorgten dafür, dass die vielen Hände schnell und effektiv die Boote reinigten, trockneten und diese wieder an ihren Lagerungsort gebracht wurden.

Danach hatten wir uns die Stärkung am Kuchenbuffet redlich verdient. Richtig lecker sah es aus. Das fanden wohl auch die Wespen, die gleich schwarmweise ihr nahes Wespennest verließen und sich auf Streuselkuchen, Schokotorte und Vanillebrezeln niedersetzten. Irgendwie arrangierten wir uns mit ihnen, doch ganz ohne Stich ging es leider nicht ab. Gott sei Dank war niemand allergisch, es mussten keine Notfallmaßnahmen ergriffen werden.

Am frühen Abend trafen sich alle am Bootshaus wieder. Das Kuchenbuffet war geräumt, stattdessen kamen jetzt deftige Speisen auf den Tisch. Die Grillmeister verrichteten ihre Arbeit zu unser aller Zufriedenheit. Heißen Kaffee gab es keinen mehr, dafür andere Getränke, gut gekühlt. Unser spezieller ›Prosit‹-Spruch erklang ziemlich häufig, und – nachdem wir ihn ein paar Mal vorgeführt hatten – keineswegs nur in unserem Team. Er passt ja auch perfekt für Drachenbootsportler. Mit ein bisschen Stolz bemerkten wir, dass der Chor mit unserem Spruch an diesem Abend immer lauter wurde.

Der Grillabend bei abendlicher Beleuchtung, Lagerfeuer, Gegrilltem und kühlen Getränken ließ alle die sportliche Anstrengung des Tages vergessen. Und als Patrizia vom DKV ankündigte, möglicherweise finde die Wanderfahrt 2019 in Berlin statt, da waren wir *Ladybugs* uns sicher: Wir sind wieder dabei!

2019 trafen wir uns dann tatsächlich in Berlin, wieder war es ein tolles Erlebnis. Wer kann schon sagen, auf dem Wannsee im Drachenboot gepaddelt zu sein? 2020 sollte es eine Tour im Ruhrgebiet geben – das musste leider wegen der Corona-Beschränkungen ausfallen. Hoffentlich können wir diese Tour in 2021 nachholen, denn die geht in die Nachbarschaft von Lünen, nach Datteln. Und das Programm, welches die Pink Dragons vom KEL Datteln schon ausgearbeitet hatten, klingt absolut vielversprechend!

## *Zwischenruf: Freundschaft im Drachenboot und darüber hinaus – von Anke*

Jede Veranstaltung mit Pinkies ruft immer wieder auch Erinnerungen hervor, an die Zeit der Krebserkrankung, aber auch an die ersten Paddeltrainings. Bei mir gehört dazu untrennbar die Freundschaft mit Bettina. Als wir gemeinsam in Hamburg bei der Wanderfahrt waren, nahmen wir uns zwischendurch eine kleine Auszeit und reflektierten, warum wir eigentlich so sehr vom Drachenboot infiziert sind. Ein wenig abseits des Trubels, in einem schwimmenden Biergarten im Strandkorb sitzend, genossen wir den Sonnenuntergang und ließen einiges Revue passieren.

Bettina und ich kennen uns seit den ersten Tagen unserer Ausbildungszeit zur Zahnmedizinischen Fachangestellten. Schon in der Berufsschule teilten wir uns eine Bank. Kurze Zeit nach dem erfolgreichen Abschluss unserer Ausbildung hatten wir zwei Jahre in der gleichen Praxis gearbeitet, bis ich mir beruflich ein etwas anderes Aufgabengebiet als Ziel setzte. Der Kontakt blieb bestehen, vertiefte sich zu einer dicken Freundschaft.

Irgendwann erkrankte Bettina an Brustkrebs. Ich war geschockt, stand ihr bei mit Gesprächen und regelmäßigen Besuchen, so gut es mir möglich war. Und dann, fünf Jahre später, tastete ich bei mir selber etwas Verdächtiges an meiner Brust. Mit Bettina konnte ich darüber reden, denn sie hatte ja selber durchgemacht, wie man sich in so einer Situation fühlt. Völlig selbstverständlich begleitete sie mich zu dem entscheidenden Mammographietermin. Die Diagnose war eindeutig. In den nächsten Tagen ging alles ganz schnell. Die Therapie wurde geplant und entsprechend durchgeführt, OP, Bestrahlung, Reha, zum Glück keine Chemotherapie. Bettina wich nicht von meiner Seite.

Bis zu diesen einschneidenden Schicksalsschlägen war jede von uns ihren Weg gegangen. Wir hatten Familien gegründet; Beruf und Freizeit gestalteten sich unterschiedlich. Der Kontakt blieb dennoch über die Jahre bestehen, mal enger, mal weniger eng. Doch diese Erkrankung, erst bei Bettina, später dann auch bei mir, brachte uns als Freundinnen mehr denn je zusammen.

Den Weg zum Drachenbootsport fand ich allerdings als Erste. Nach überstandener Therapie hörte ich von dieser ganz speziellen Selbsthilfegruppe auf dem Wasser, und das ausgerechnet in Lünen, vor der Haustür. Ich erkundigte mich über die Internetseite der *Ladybugs* nach den Trainingszeiten.

»Hm, okay, mittwochs, 18 Uhr. Passt eigentlich doch gut in meine Woche. Und Wasser war schon immer mein Ding. Warum denn nicht?« Trotzdem brauchte ich noch ein paar Tage Überlegungszeit. Sollte ich wirklich? Dann war der Entschluss gefasst, das erste Training stand an.

Bei herrlichstem Wetter saß ich mit meinem Mann zusammen auf der Terrasse und sagte gegen 17:30 Uhr: «So, dann werde ich jetzt mal zum Paddeln gehen. Ich habe heute Nachmittag mit einer Andrea von den *Ladybugs* telefoniert. Sie war so überzeugend, dass ich gar nicht mehr anders kann. Ich bin meganeugierig auf den Sport, die Frauen und alles was dazugehört. Um 18 Uhr ist Treffen auf dem Vereinsgelände vom KSC Lünen. Um 18.30 Uhr geht es dann für eine Trainingsstunde ins Boot aufs Wasser. Bis später!«

Aus ›später‹ wurde 22 Uhr. Mein Mann hatte sich schon besorgte Gedanken gemacht. Als ich die Haustür aufschloss, fragte er erleichtert und scherzhaft: «Sag mal, seid ihr bis zur Ostsee gepaddelt, oder wo kommst du jetzt her?«

Ich war einfach nur begeistert, freudig berichtete ich von meiner ersten Wassereinheit.

»Das Training hat so einen Riesenspaß gemacht, das kannst du dir gar nicht vorstellen.« Und dann musste mein lieber Mann sich jedes Detail anhören.

Bei der Ankunft am Treffpunkt vor dem Bootshaus, wo das Drachenboot seinen Heimathafen hat, war der Empfang von den schon anwesenden *Ladybugs* so herzlich, dass jegliche Schüchternheit von mir direkt abgefallen war. Ich fühlte mich, als wäre ich schon lange ein Mitglied dieser netten, fröhlichen Runde. Im Anschluss an das Training hatte noch eine Teamsitzung stattgefunden. Auch daran durfte ich sofort teilnehmen und feststellen, wie lebendig dieses Team ist. Vorher hatte ich noch einige Bedenken gehabt, ob das Paddeln in einem Drachenboot wirklich der richtige Sport nach der schweren Erkrankung für mich war. Schließlich sind die *Ladybugs* auch eine Selbsthilfegruppe, eben Sport nach, aber auch mit einer Brustkrebserkrankung. Würde die Krankheit ständig ein Thema sein? Wollte ich mich wieder und wieder damit auseinandersetzen? Jetzt war ich schlauer, meine Bedenken waren ausgeräumt. Nach der ersten Trainingseinheit bei den *Ladybugs* war ich infiziert vom Virus ›Drachenboot‹, aber vor allen Dingen auch gefesselt von den unterschiedlichen Frauen, die den Brustkrebs überlebt haben, diese wirklich eingeschworene Gemeinschaft der *Ladybugs*.

Es brauchte noch etwas mehr als ein halbes Jahr begeistertes Erzählen von dem Erlebten auf dem Wasser, mit den *Ladybugs* und dem ganzen Drumherum, bis meine Freundin Bettina das erste Mal, zunächst als Gastpaddlerin, mit ins Drachenboot stieg. Man kann es schon ahnen: Auch sie wurde in den Bann des tollen Drachenbootsports gezogen.

Seitdem sehen wir uns mehr denn je. Obwohl Bettina in ihrem Tennissport die Jahre zuvor schon sehr engagiert war, nahm das Paddeln mit einem Mal einen sehr großen Platz auch in ihrem Leben ein. Es ist einfach etwas Besonderes, man kann es schlecht mit Worten beschreiben, was das Paddeln, das Pink Paddling, ausmacht. Man muss einfach mal einsteigen ins pinke Drachenboot!

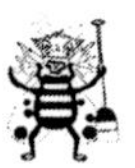

# Das pinke Ruhrpottboot

Eine der größten Herausforderungen für viele pinke Teams, die bei Regatten starten wollen, ist die Teamgröße. Nicht der Trainingsstand, nicht unterschiedliche Fitness, sondern einfach die schiere Anzahl an Personen, die man braucht, um ein Drachenboot halbwegs sinnvoll über einen Regattaparcours zu steuern, denn ein kleines Drachenboot ist erst mit zehn Paddlerinnen voll besetzt, ein großes sogar erst mit zwanzig! Dazu kommen jeweils Steuermann/-frau und Trommler/in. Selbst bei größeren pinken Teams mag nicht jeder bei jedem Event dabei sein. Es gibt Paddlerinnen, die das gemeinsame Training genießen, aber die einfach kein Interesse an Regatten haben. Dazu kommt: Die Regattalandschaft ist inzwischen riesig, während der Saison könnte man fast jedes Wochenende im Drachenboot unterwegs sein. Viele haben aber noch ein anderes Hobby, private Termine gerade am Wochenende, dazu Urlaube, Familienfeiern … Und manchmal möchte man ja auch einfach nur einen ruhigen Sonntag mit dem Partner oder der Familie verbringen.

Im östlichen Ruhrgebiet trainieren gleich drei Vereine eine Abteilung mit pinken Paddlerinnen, neben Lünen auch noch Bochum und Datteln, jeweils kaum 30 km voneinander entfernt.

Regelmäßig sehen wir uns bei Veranstaltungen. Sei es beim Trainingslager in Datteln, beim Day of Dragons, beim Hawaii Festival auf dem Kemnader See in Bochum, auf Rügen. Was lag da näher, als über eine Kooperation nachzudenken?

2018, beim Trainingslager für Florenz in Lünen, wurde es konkret. Wir begannen mit gemeinsamen Trainings und meldeten uns zur ersten offiziellen pinken Regatta in Deutschland an. Die hatte der DKV für Herbst 2019 ausgeschrieben.

›Das Pinke Ruhrpottboot‹ war geboren! Und die Team-Shirts? Klar, schwarz wie die Kohle, mit einem pinken Förderturm als Logo – perfekt.

In 2018 und 2019 trainierten wir regelmäßig gemeinsam und merkten schnell, wie befruchtend es ist, mal aus der eigenen ›Trainingsblase‹ herauszukommen. 2020, im ›Corona-Jahr‹, mussten wir dann leider pausieren – Trainings mit Mitgliedern aus gleich drei Vereinen waren einfach zu risikoreich.

Aber zu Beginn, waren wir voller Euphorie, und so fuhren im September 2019 vierzehn Mädels aus Datteln, Bochum und Lünen gemeinsam mit Steuermann Hagen nach Schierstein bei Wiesbaden zum ersten Deutschland Cup der Pink Paddler. Dort, im ›dienstältesten‹ pinken Drachenbootverein Deutschlands, sollten im 5-Bank-Boot zwei Wettbewerbe für Pinkies ausgefahren werden – auf der kurzen 200-Meter-Strecke und auf der Langstrecke über 1000 Meter. Die Konkurrenz war groß – sieben Mannschaften plus ein Deutschlandboot kämpften um den Sieg.

Vor der 1000-Meter-Strecke hatten wir Respekt. Ein Dreiecksparcours im Hafengebiet, der zweimal durchpaddelt werden musste, würde unserem Steuermann und uns einiges abverlangen. Viel schwerer wog allerdings eine weitere Information, die Hagen von der der Steuerleutebesprechung mitbrachte.

»Das gibt einen fliegenden Start«, informierte er uns kurz und knapp.

»Fliegender Start? Was heißt das denn?«

Auch Hagen zuckte die Schultern. »Habe ich auch noch nie gemacht. Jedenfalls kriegen wir eigene Startzeiten.«

Heute wissen wir, wie es geht: Bei einem fliegenden Start starten die Teams aus der Fahrt heraus, in festgelegten Abständen. Z.B. startet alle zwei Minuten ein Boot, um 10.00 Uhr, 10.02 Uhr, 10.04 Uhr, usw. Genau ab dann tickt die Zeit, und die Kunst des Teams besteht darin, genau zum Startzeitpunkt an der Startlinie zu sein. Schon gut in Fahrt, aber nicht darüber hinaus, das wäre ein Fehlstart, der wiederholt werden muss oder bestraft wird.

Damals, in Schierstein, hatte niemand von uns eine genaue Idee, wie der Start ablief – geschweige denn, dass wir so einen Start jemals geübt hätten.

Ziemlich nervös paddelten wir in Richtung Startlinie. Als unser Startschuss ertönte, waren wir noch weit entfernt. Und bis wir realisierten, dass unser Rennen schon gestartet war, dauerte es nochmals eine Schrecksekunde. Dann aber schoss das Adrenalin in unsere Glieder. Wir paddelten und paddelten und paddelten, Hagen hielt uns im Takt, nahm schwungvoll die erste Kurve, die zweite, die dritte. In die zweite Runde! Vor uns tauchte ein anderes Drachenboot auf. Wieso war das so nah? Weiter, nur weiterpaddeln, nicht aufhören. Hagen brüllte, motivierte, flehte von hinten. »Nicht nachlassen, immer weiter, lang bleiben!« Und dann, als das andere Boot knapp vor uns war: »Bleibt dran, ich überhole, ihr schafft das!!« Unsere Paddel flogen im Takt durchs Wasser, nur nicht nachdenken, nicht nach rechts sehen, zum anderen Boot, das inzwischen auf der Höhe unseres Bugs war, langsam weiter zurückfiel. Einen kurzen Blick gewagt, wir überholen das Boot, das deutlich vor uns gestartet ist – wie cool ist das denn? Aber keine Zeit verschenken, weiter, immer weiter, um die letzte Kurve, nur jetzt nicht nachlassen, volle Konzentration. Und dann – durch! Paddel halt!

Völlig ausgepumpt sahen wir uns um. Was war das denn? Mit Verspätung gestartet und ein anderes Team überrundet? Wir drehten uns nach hinten zu Hagen. Sein erhobener Daumen sprach Bände. »Spitzenleistung, Mädels!« Unsere Anspannung entlud sich in lautem Gejauchze, wir klatschten unserem Steuermann begeistert Beifall, der uns sicher über diesen Wahnsinnsparcours gesteuert hatte. Egal, wie das Ergebnis letztlich aussah – für uns war es ein Sieg!

Am Ende schafften wir trotz verkorkstem Start einen dritten Platz auf der Langstrecke, mit nur neun Sekunden Abstand zum Siegerboot. Wir waren selig. Und hatten bewiesen, dass das pinke Ruhrpottboot eine echte Bereicherung ist auf der Regattabahn.

Die Trainer des Ruhrpottboots entwickelten schon bald weitere Ziele, um den sportlichen Ehrgeiz ihrer ›Mädels‹ im Ruhrgebiet anzustacheln. Sie riefen eine eigene Regatta ins Leben. Und so wurde 2019 zum ersten Mal der NRW Cup ›Pink Trophy‹ ausgetragen. In Duisburg und Datteln kämpften die pinken Teams aus Datteln, Bochum und Lünen getrennt gegeneinander um einen Wanderpokal. Letztlich gewannen ihn die Dattelner Pink Dragons in einer extrem knappen Entscheidung. Die knapp unterlegenen *Ladybugs* wollten eigentlich Revanche in 2020, aber wegen Corona … Jetzt hoffen wir natürlich auf 2021.

Im Ruhrpottboot zusammen trainieren und auf der Regattastrecke kämpfen, aber dann auch Wettbewerbe gegeneinander fahren – geht das denn?

Na klar, bestätigen Anke aus Lünen und Suse aus Datteln. Und im schönsten Ruhrgebietsslang erklären sie uns, wie: »Wir fahren gemeinsam im Ruhrpottboot und geben alles. Aber wenn wir getrennt auf Regatten sind, z.B. beim NRW Cup Pink Trophy, dann gibt‘s Stoff, dann paddeln wir gegeneinander – aber so was von …«

## *Zwischenruf: Laaaang machen – von Simone*

Natürlich sitzt die Krankheit immer mit im Boot. Aber zum Glück meist ganz unsichtbar in einer kleinen Ecke. Gerade für nicht Betroffene, die uns noch nicht kennen, kann das eine Gratwanderung sein. Der neue Steuermann traut sich nicht, knallharte Kommandos zu geben. Oder jemand vermeidet es, das Wort ›Brust‹ überhaupt in den Mund zu nehmen. Aus lauter Unsicherheit. Vielleicht haben die gar keine mehr …? Oder aus Silikon …? Oder sie denken dann gleich wieder an Krebs …? Müssen wir sie besonders schonen? Darf ich sie anbrüllen?

Dabei wollen wir eigentlich nur ›wie alle anderen‹ behandelt werden – jedenfalls normalerweise. Und können hervorragend über uns und unsere eigenen Einschränkungen lachen – jedenfalls normalerweise.

Unvergessen bleibt mir einer der Steuerleute ganz zu Beginn, der völlig unfreiwillig für Heiterkeitsstürme sorgte. Bei ihm war das Training immer anspruchsvoll, er war ein Mann der klaren Ansagen. Nix mit gemütlichem Kaffeepaddeln. Also genau mein Ding.

Wir übten die weite Vorlage – den Oberkörper gaaaaaanz weit nach vorn beugen und das Paddel so weit wie möglich vorn einstechen.

»Mädels, ich will, dass ihr euch wirklich weit vorbeugt. Nicht nur so ein bisschen. Laaaaaaang sollt ihr werden.« Die Stimme von hinten war laut, deutlich und sehr bestimmt. Wir reckten und streckten uns, wie wir nur konnten, aber anscheinend reichte das nicht aus.

»Oh Mann«, kam es wieder von hinten. »Da geht aber noch was. Los, reckt euch. Weiter nach vorn! Und noch weiter! So weit, bis eure Brustwarze auf dem Süllrand liegt. Na los!!«

Während die meisten sich weiter zu strecken versuchten, kam von vorn ein leises Stimmchen: »Und wenn wir gar keine Brustwarze mehr haben, was machen wir dann?«

Eine kurze Stille im Boot, dann ein vorsichtiges Lachen, ein Prusten, ein Giggeln, bis das ganze Boot tobte und lachte und ein geordnetes Training unmöglich wurde.

Ehrlich gesagt, ich habe keine Ahnung, ob es ihm peinlich war. Hoffentlich nicht – denn die, die dabei waren, erinnern sich immer noch mit einem Schmunzeln an dieses Training. So etwas erlebt man einfach nur mit den *Ladybugs*!

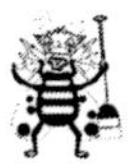

# Paddeln zu Corona-Zeiten – oder eher nicht?

Das Jahr 2020 lag vor uns – und es hatte schon im Februar einen fast übervollen Terminkalender. Regelmäßige Trainings mit dem neu ins Leben gerufenen Ruhrpottboot, die Pink Regatten, für die sich der DKV eingesetzt hatte. Im Juni wartete die Wanderfahrt in Datteln, eine Tour, auf die wir uns besonders freuten. Alle Pinkies aus Deutschland ganz bei uns in der Nachbarschaft, bei den Dattelner Pinkies. Das Programm versprach Nachtschichten und Frühschichten und natürlich einen Ausflug zum Schiffshebewerk Henrichenburg. Wir wollten nicht nur dabei sein, sondern auch helfen – Ehrensache!

Und weil eh schon so viel geplant war hier im Westen, verzichteten wir auf das Trainingslager in Lünen. Stattdessen organisierten wir schon frühzeitig für Juni einen Besuch bei den liebgewordenen Freundinnen in Tübingen. Hatten wir mit denen (gemeinsam mit Emden und Kassel, klar) doch Florenz ›gerockt‹. Wir wollten unbedingt mal auf dem Neckar und vorbei am Hölderlinturm in Tübingen paddeln.

Doch dann kam das Corona-Virus! Das erste Opfer war unser Training im Ruhrpottboot Anfang März. So wirklich konnten wir uns alle noch nicht vorstellen, das Virus könne uns was anhaben – war es doch weit weg in China oder in Bayern oder dann in Heinsberg. Na gut, müssen die halt ein wenig vorsichtiger sein, aber sonst? Obwohl, wir sind ja alle Angehörige der Risikogruppen – Vorerkrankungen, Alter … Wären wir bisher völlig gesund durchs Leben gegangen, dann säßen wir nicht im pinken Drachenboot. Im Drachenboot sitzt man naturgemäß eng zusammen, im Ruhrpottboot mischen sich gleich die drei Vereine aus Datteln, Lünen und Bochum. Das war den Veranstaltern doch zu gewagt. Eine absolut sinnvolle Entscheidung, die alle sofort akzeptierten! Noch gab es keine offiziellen Regeln, aber in Norditalien deuteten sich bereits katastrophale Verläufe der Pandemie an. Eine unserer Paddlerinnen, die ein Haus in Norditalien hat, war gerade von dort zurückgekommen, eigentlich, um am Geburtstag von Freunden teilzunehmen. Aber das schien einfach zu risikoreich, man will ja niemanden unbewusst anstecken. So langsam wurde allen bewusst: Hier geht es nicht um eine kleine Grippe. Wer VHS-Kurse, Reha-Sport o.ä. besuchte, sah die ersten Abmeldungen. Und auch bei uns kam die Frage nach dem Training. Wollen wir weitermachen? Müssen wir pausieren? Es lag etwas in der Luft, die Stimmung kippte, wohl kaum einer war noch wohl dabei, andere zu treffen.

Bevor der DKV, Land oder Bund irgendwelche offiziellen Regelungen herausgaben, sagten wir Anfang März das Training ab. Erst mal, solange eh' noch Wintertraining angesagt war – das war ohnehin wenig frequentiert. Nur noch ein paar Wochen, dann sollte mit der Sommerzeit Anfang April auch das Mittwochstraining wieder loslegen. Ein paar Wochen Pause, statt jede Woche die bange Frage »Sind wir genug für ein eigenes Training?«, das schien sinnvoll, vor allem, da das Corona-Virus immer näher kam und die meisten von uns zur Risikogruppe zählten. Kaum hatten wir die Entscheidung getroffen und kommuniziert, ging es Schlag auf Schlag. Parallel zu den Schließungen von Hochschulen und Schulen wurden auch die Sportstätten geschlossen, gab es Empfehlungen des DKV, wanderten Berufstätige ins Homeoffice oder in die Kurzarbeit, Kinder ins Homeschooling. Wir wurden mitgerissen, es war keine Frage mehr, ob wir trainieren wollten, uns trauten, der Lockdown hatte auch uns erfasst. Statt Freude über die Umstellung auf Sommerzeit und damit endlich einsetzendes Frühlingstraining sahen wir uns nach Hause verbannt, kein Paddeln, kein Treffen, nichts. Und jeden Tag gab es neue Absagen fest eingeplanter Veranstaltungen. Der Besuch in Tübingen – gestrichen. Die Regatta in Duisburg – gestrichen. Die Wanderfahrt: Erst noch in der Schwebe, doch dann – gestrichen. Der Pink Cup in Wolfsburg – gestrichen. Im Mai wurde auch der für August geplante Day of Dragons in Datteln abgesagt. Es sah ganz so aus, als müssten wir die Saison 2020 auf 2021 verlegen.

Auf uns kam plötzlich eine völlig andere Aufgabe zu: Wie hält man Kontakt in einer Gruppe, die sich nicht mehr treffen kann? Enger Kontakt, sei es beim Training oder auch bei der Begrüßung, war bei uns immer selbstverständlich gewesen. Natürlich hatten wir uns immer mit Umarmungen und Küsschen begrüßt – ab sofort ein No-Go.

Eines war uns von Anfang an klar: Egal, was passiert, wir sind die *Ladybugs* und wir gehören zusammen. Auch und gerade wenn wir keinerlei Vorstellung haben, wie dieses Jahr ablaufen wird, was überhaupt möglich ist bzw. wieder möglich wird in den nächsten Monaten. Und was nicht!

Nur langsam änderte sich die Situation. Im Mai gab es erste Lockerungen, auch für den Breitensport. Allerdings nur für kontaktlose Sportarten. Im Drachenboot sitzen wir eng zusammen. Selbst wenn wir nur ein Viertel der Plätze besetzen: Es braucht viele starke Arme, um ein Drachenboot ins Wasser zu lassen und wieder herauszuholen – definitiv nichts, was man mit 1,5 Meter Abstand machen kann. Immerhin hofften wir, bald in Kleingruppen walken zu gehen oder sich zum Fahrradfahren zu treffen. Zum Glück war dies in Deutschland ja immer für Einzelpersonen erlaubt, uns ging es also immer viel besser als den vielen Paddelfreundinnen in Frankreich, Italien, Spanien, die kaum das Haus verlassen durften. Jede hatte bei uns daher gute Chancen, eine gewisse Kondition aufrecht zu erhalten.

Ende Juni 2020 konnten wir tatsächlich zum ersten Mal unter Corona-Bedingungen wieder im Drachenboot sitzen – nach drei Wochen vorsichtiger Gymnastik- und Walkingrunden am Bootshaus. Kein normales Training, definitiv nicht. Maskenpflicht, bis der Platz im Boot eingenommen war. Und je Reihe nur eine Paddlerin. Aber die Freude bei den Mädels war riesig, die Beteiligung rekordverdächtig. Jede durfte für eine halbe Stunde ins Boot, dann wurde gewechselt. Auch wenn es nur kurz war – es fühlte sich soooo gut an, wieder gemeinsam im Boot zu sitzen.

Wir konnten also wieder trainieren und ein paar Aktivitäten starten, wenn auch mit Einschränkungen. Auf die herzlichen Umarmungen zur Begrüßung werden wir allerdings bestimmt für lange Zeit verzichten. Das ist schade, aber nicht wirklich schlimm – unser Lächeln wird umso herzlicher sein, notfalls auch unter der Maske!!

Womit wir wieder bei der Frage sind: Wie hält man Kontakt ohne persönliche Kontakte? Unsere WhatsApp-Gruppe, ins Leben gerufen, um sich schnell zum Training etc. abzusprechen, war in dieser Zeit einfach Gold wert. Immer wieder fand sich jemand, der dort ein Thema postete und damit fröhliche, lustige, nachdenkliche Chats auslöste. Da gab es Filme vom heimischen Training, mit Hula-Hoop-Reifen oder im zum Fitnessraum umgewandelten Wohnzimmer. Da schickte jemand kleine Bildrätsel in die Runde und es entspann sich eine wilde Diskussion beim Versuch, die richtige Lösung zu finden. Da stellte unsere Steuerfrau ein Foto unseres Bootes in die Runde: »Erkennt ihr es noch? Es wartet auf uns und langweilt sich ein wenig.«

Auch auf anderem Wege schafften wir es, in Kontakt zu bleiben. Das Dreierteam ließ Postkarten mit *Ladybugs*-Motiven drucken und schickte sie mit persönlichen Worten an jede Einzelne.

Besonders schwierig: Ende Februar hatte sich eine neue Interessentin bei uns gemeldet. Natürlich wollte sie möglichst bald ins Boot, aber im Februar trainierten wir meist winterbedingt mit den Löwen, eine zu hohe Hürde für eine Einsteigerin, deren Krebstherapie noch nicht so lange zurückliegt. Also vertrösteten wir auf April. Aber dann kamen die Beschränkungen. Viele wären vermutlich abgesprungen, aber Dea hatte die rettende Idee: Sie nahm Annette mit in unseren Gruppenchat. Nicht lange, da entspann sich eine lebhafte Diskussion, Paddelvideos wurden geteilt, um ihr die Technik zu erklären. Und seinen Höhepunkt fand das Ganze in einer Bilderchallenge: Jede postete ein Foto von sich, wir tauschten die Adressen aus – und ab sofort würden wir alle beim Einkaufen auf ein weiteres, nun ja bekanntes Gesicht achten. Endlich einmal machten die oft ja gar nicht so sozialen Medien ihrem Namen alle Ehre. Unser neuer *Ladybug*, der in Corona-Zeiten zu uns gefunden hat, hat sich von der ungewöhnlichen Aufnahme jedenfalls nicht abschrecken lassen und sogar schon um Aufnahme in den Verein gebeten. Toll!

Ein weiterer Höhepunkt – und der Motivationsschub schlechthin – folgte schon kurz auf den Lockdown. Seit Monaten waren Dea und Evi fleißig dabei, Spenden zu akquirieren, um für die wachsende *Ladybugs*-Schar ein großes Drachenboot anschaffen zu können. Die beiden waren sehr erfolgreich, immer wieder gab es größere und kleinere Zuwendungen. Ende März machten wir Kassensturz und konnten es selbst kaum glauben: Es ist genug für ein großes Boot! Unser Traum, ein zweites, großes Boot zu haben, damit auch im Sommer, wenn alle voller Energie und Power zum Training kommen, jede einen Platz findet, rückte in greifbare Nähe. Anke klärte, ob der KSC diese Pläne unterstützen würde, denn ein neues Boot muss ja auch Platz am Vereinsheim finden. Dreierteam plus Steuerfrau plus die fleißigen Spendensammlerinnen trafen sich via Videokonferenz und suchten aus der Unzahl der von der Werft angebotenen Farbkombinationen für Drachenboote ein paar Vorschläge heraus. Weiß mit pinkfarbenen Schuppen, so wie das alte? Oder ganz Pink? Oder vielleicht edel in Schwarz, wie wir es bei der Wanderfahrt in Hamburg gesehen hatten?

Anfang Mai ging die Vorauswahl an alle *Ladybugs*, jede durfte ihre Wahl treffen, ganz demokratisch mit Mehrheitsbeschluss wurde das Design für das neue Boot ausgewählt. Es wurde übrigens edles Schwarz mit pinkfarbenen Schuppen, ein echter Hingucker. Im kleinen Kreis, ganz ohne Gäste, begrüßten wir es Anfang August mit Applaus, Sekt und Konfetti auf dem Gelände des KSC und ließen es erstmalig zu Wasser. Zu unserem 10-jährigen Jubiläum 2021 hoffen wir alle auf eine große Feier – mit Bootstaufe für unser neues Boot, das die erste Aufgabe schon erfüllt hat: uns voller Motivation über die Corona-Einschränkungen zu tragen!

Jetzt, zu Beginn des Jahres 2021, können wir unsere beiden Boote wieder nicht nutzen, unser Jubiläumsjahr beginnt mit einem erneuten Lockdown. Wann es wieder weiter geht, ist kaum absehbar. Aber irgendwann ist es soweit, und dann sitzen wir wieder gemeinsam im Drachenboot.

Das Corona-Virus kann uns vielleicht am Paddeln hindern, kann uns eine lange Zwangspause auferlegen, die persönlichen Kontakte auf Eis legen – stoppen kann es uns aber nicht. Wir sind schließlich die *Ladybugs* – wir schaffen es gemeinsam auch durch diese Krise.

# Und wie geht es weiter?

Eine lange Wegstrecke haben wir in den zehn Jahren zurückgelegt, wir *Ladybugs*. Absoluter Höhepunkt war die Regatta in Florenz 2018, doch darauf wollen wir uns nicht ausruhen. Heute haben wir wieder über zwanzig Mitglieder, Tendenz steigend. Neben unserem Trainer Hagen steuern vier von uns das Boot über den Kanal, sodass wir uns beim Training abwechseln können. In den kommenden Monaten gibt es hoffentlich wieder einzelne Regatten und Wettbewerbe, dann sehen wir, was das Corona-Jahr sportlich mit uns gemacht hat.

Ein großes Event haben wir bereits fest im Blick: die nächste IBCPC-Regatta 2022 in Neuseeland. Angemeldet sind wir schon, und wenn uns das Corona-Virus keinen Strich durch die Rechnung macht, dann fliegen einige von uns, verstärkt von anderen deutschen Teams, um den halben Erdball, um wie 2018 in Florenz mit vielen, vielen Pinkies aus aller Welt zu paddeln, zu reden, zu jubeln – und dabei all die nicht vergessen, die nicht mehr dabei sind.

# Teil III

# Impressionen

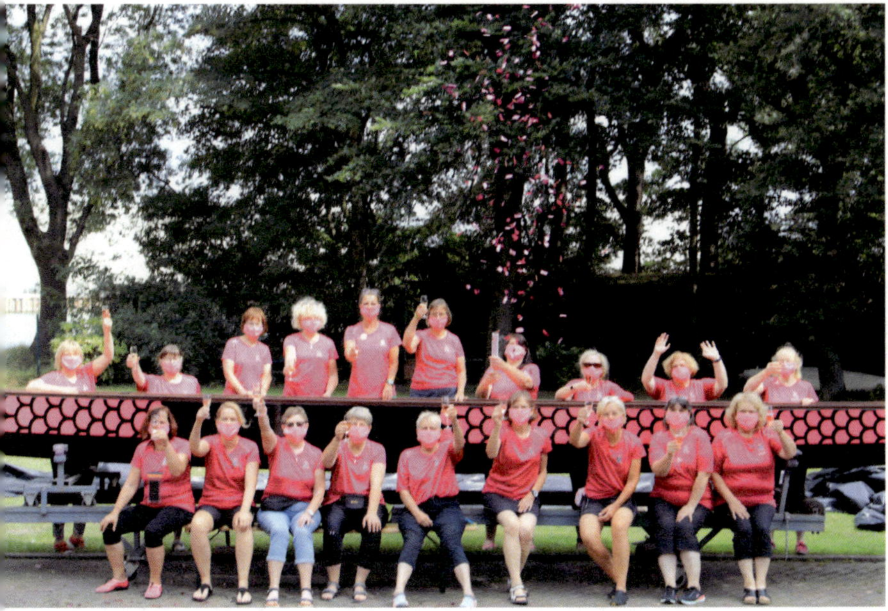

*ruppenbild in Corona-Zeiten* © *Hans-Peter Auel*

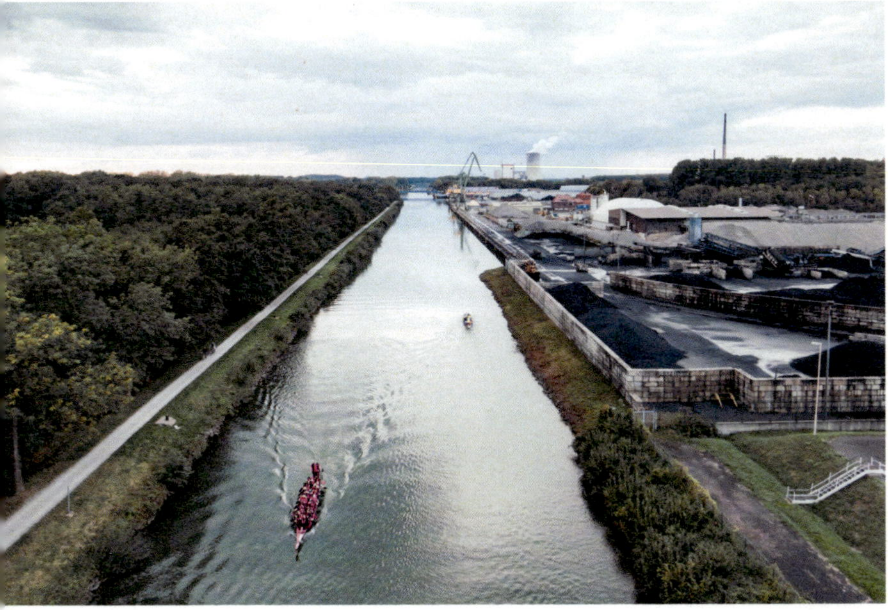

*nser Revier – der Datteln-Hamm-Kanal bei Lünen* © *Vanessa Leissring*

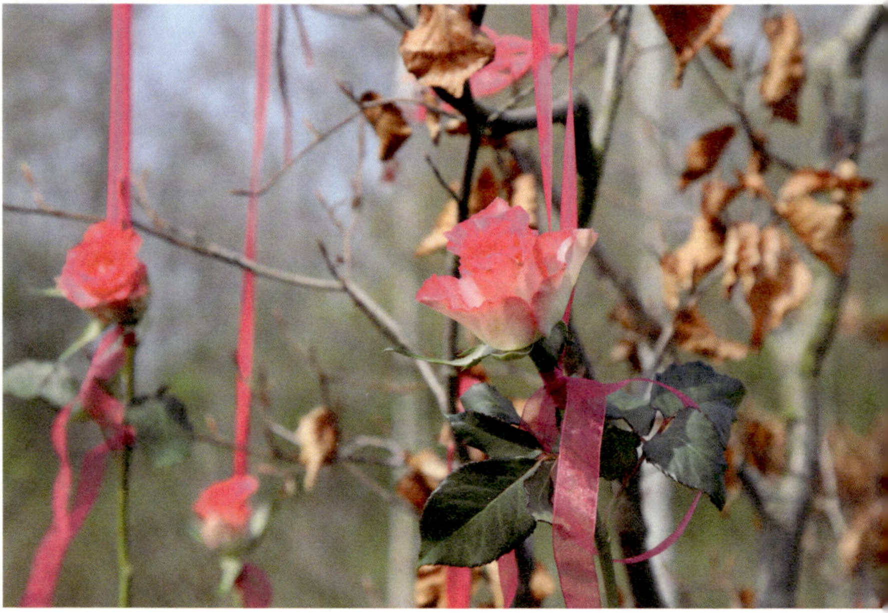

*Der Ladybugsbaum wird 2 x im Jahr geschmückt* © *Hans-Peter A*

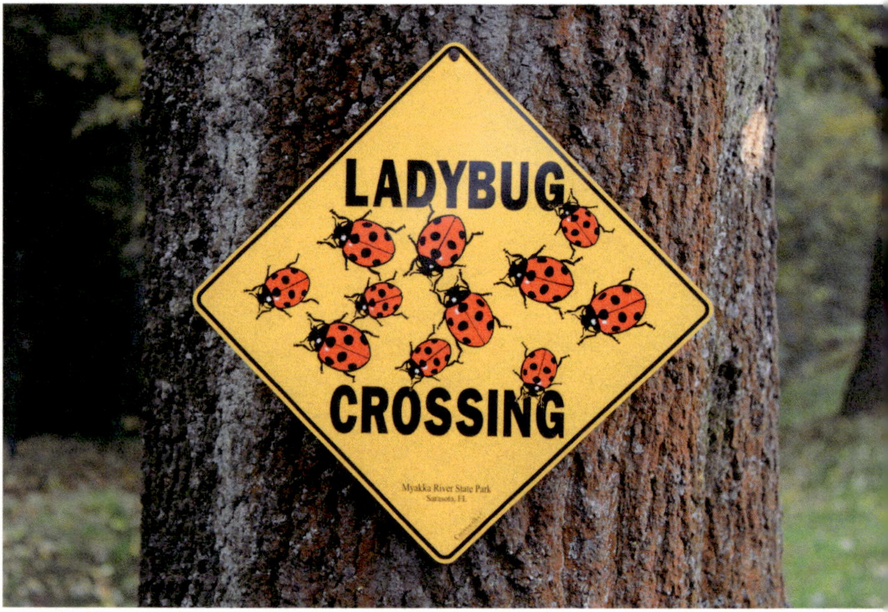

*Augenzwinkernde Warnung: Gastgeschenk bei der Aufnahme in den KSC* © *Hans-Peter A*

*m 5-jährigen Jubiläum paddeln wir auf der Lippe* © *Hans-Peter Auel*

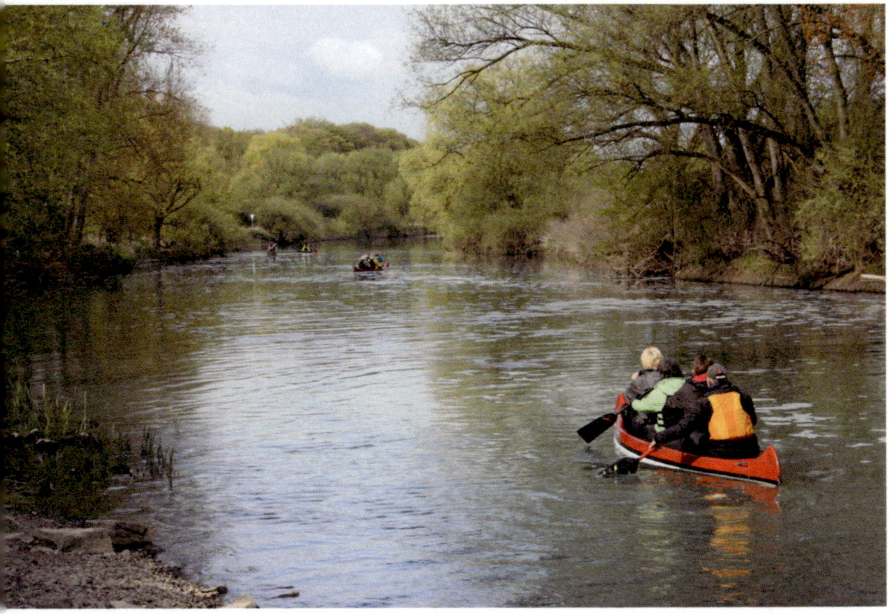

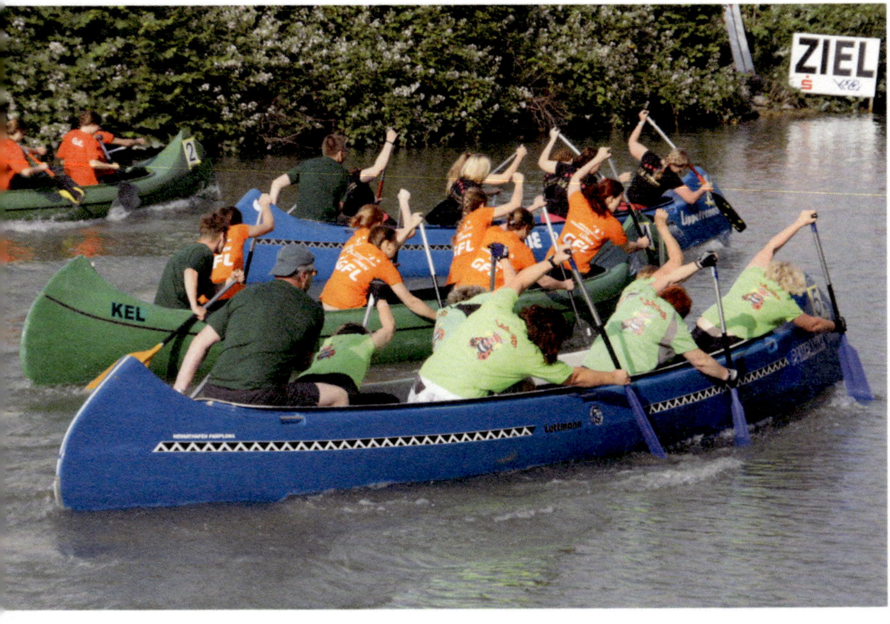

*ller Einsatz beim Elefantenbootrennen des KSC* © *Hans-Peter Auel*

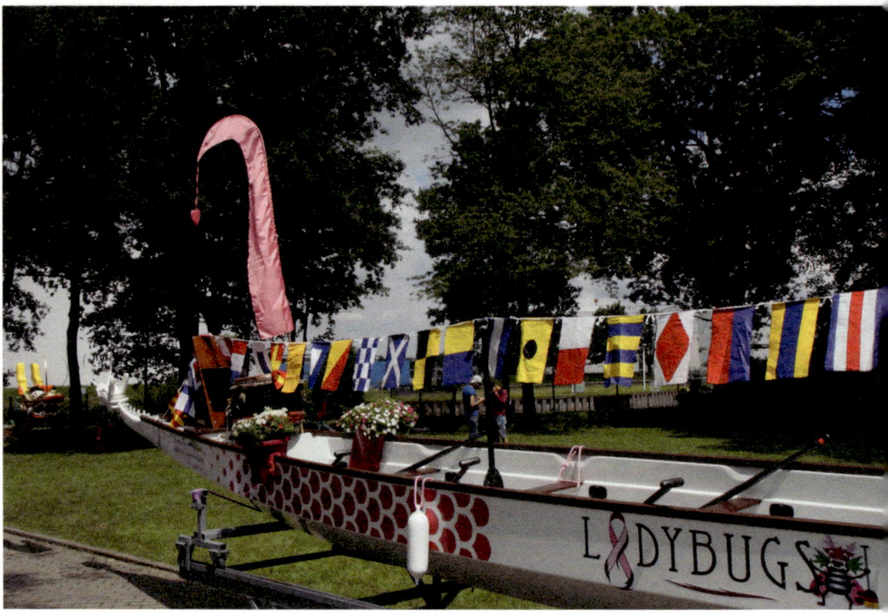

*Herausgeputzt für die Tauffeier* © Hans-Peter A

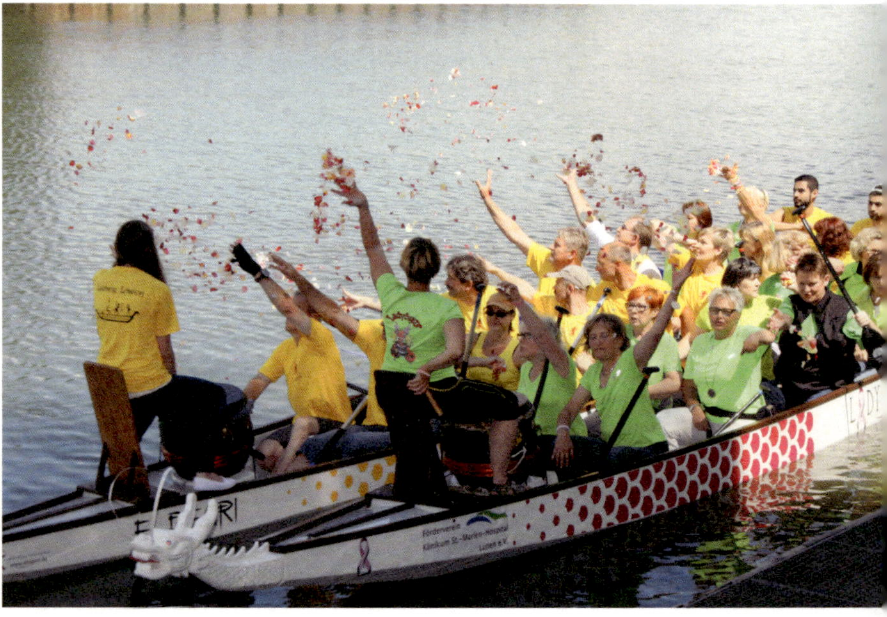

*Blumenzeremonie anlässlich der Bootstaufe* © Hans-Peter A

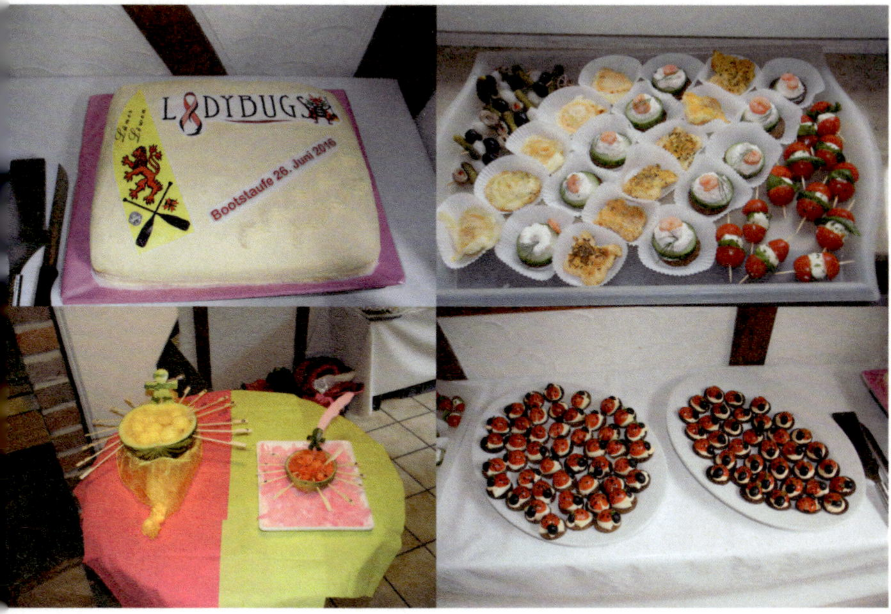

*ir können Catering – kleine Köstlichkeiten zur Taufe* © *Ladybugs*

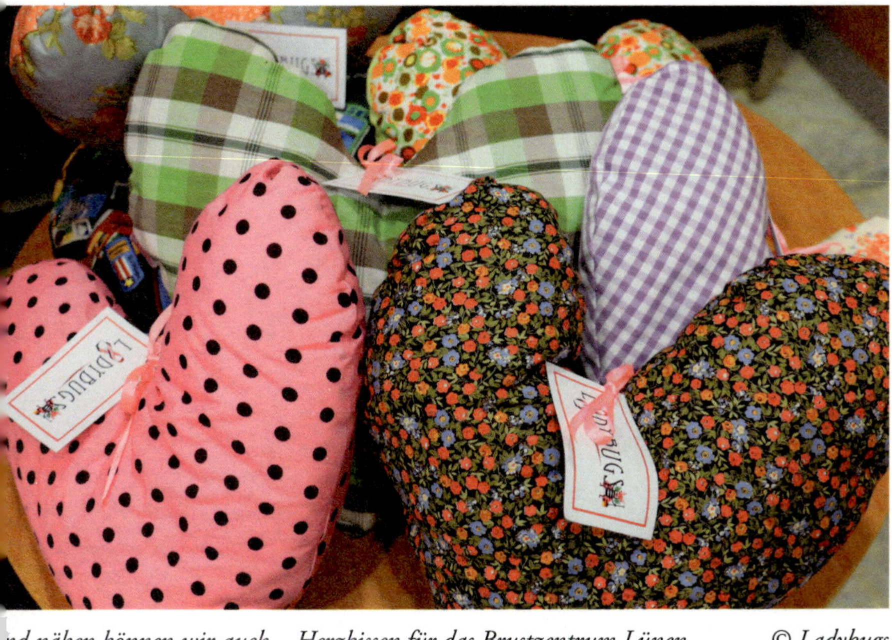

*nd nähen können wir auch – Herzkissen für das Brustzentrum Lünen* © *Ladybugs*

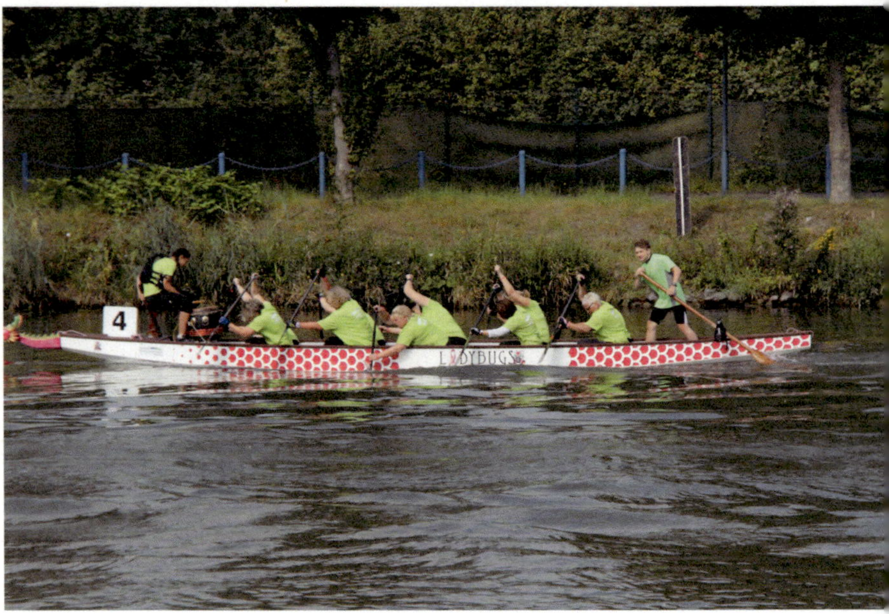

*Regatta in Datteln* © *Hans-Peter A*

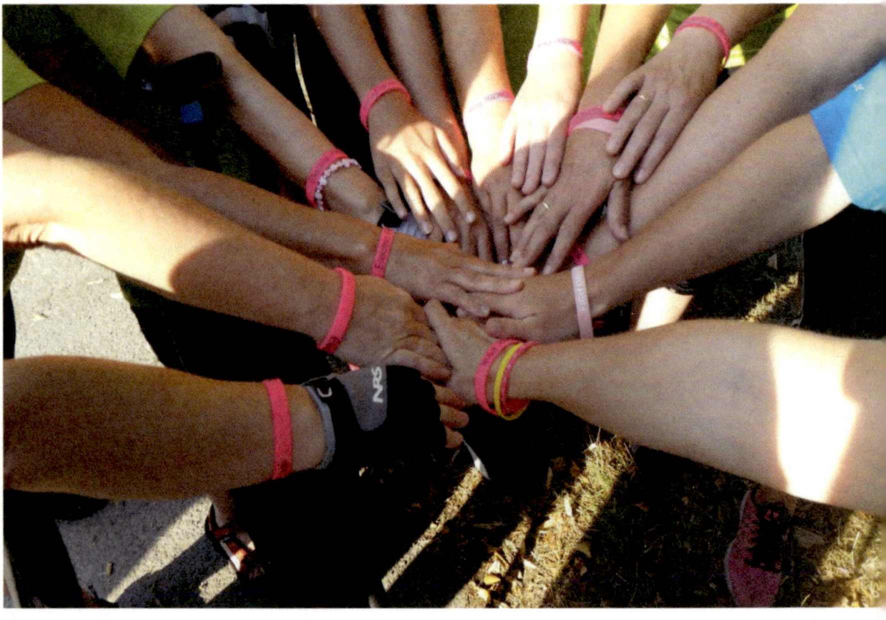

*Volle Konzentration vor dem nächsten Rennen* © *Ladyb*

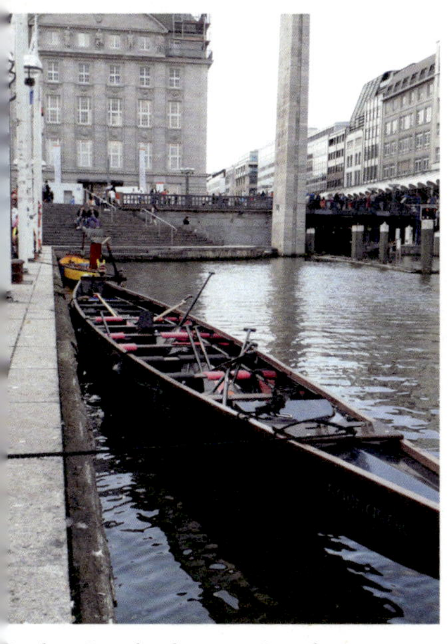

*'it dem Drachenboot am Jungfernstieg Hamburg* © Ladybugs

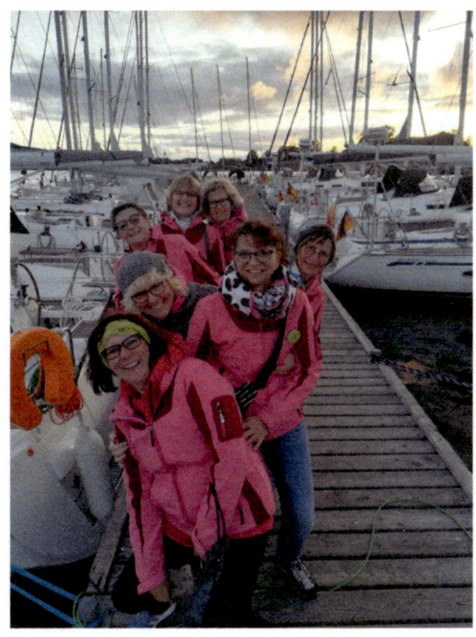

*Pink auf Rügen* © Ladybugs

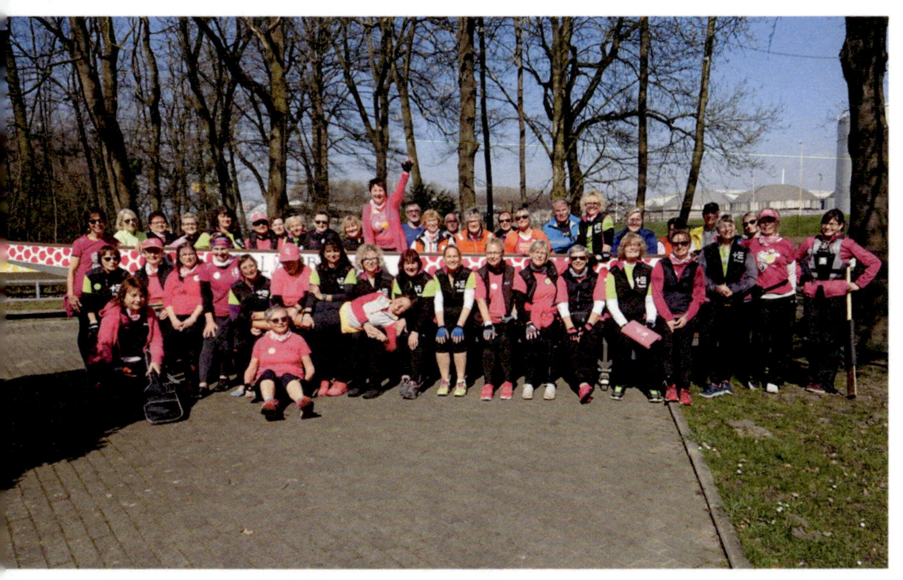

*ainingslager mit Paddlerinnen aus ganz Deutschland* © Ladybugs

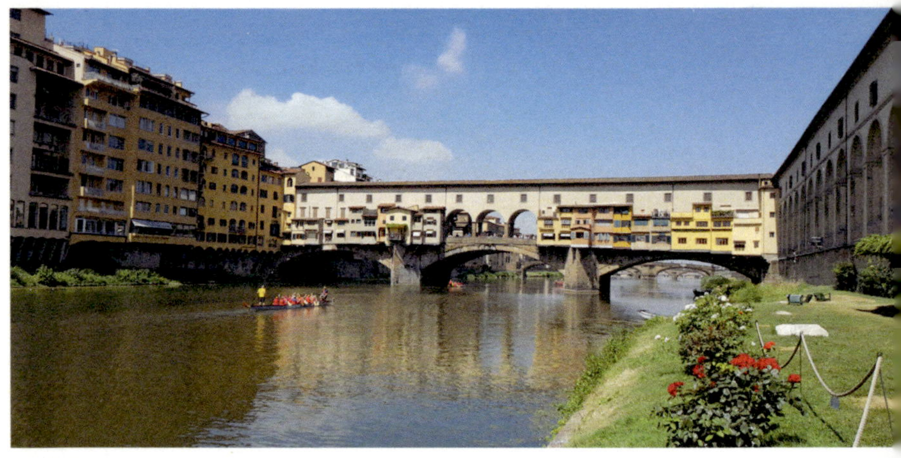

*IBCPC Regatta Florenz: Sightseeing mit dem Drachenboot* © Ladybu

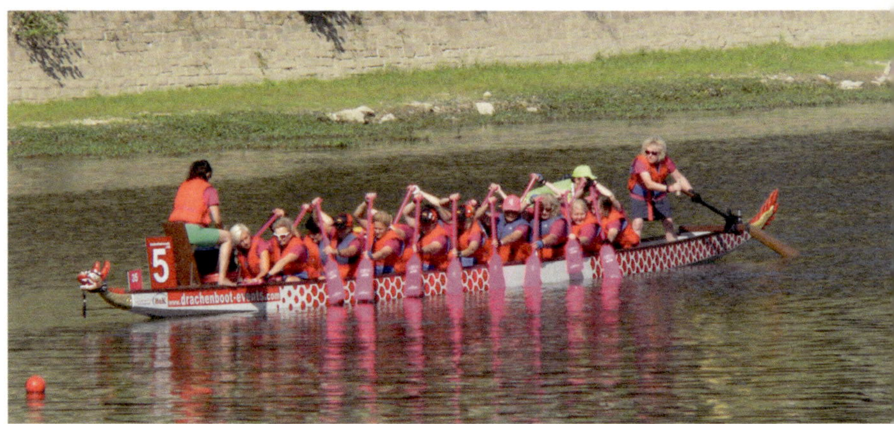


*IBCPC Regatta Florenz: Wir geben alles beim Rennen auf dem Arno* © Edgar Kn

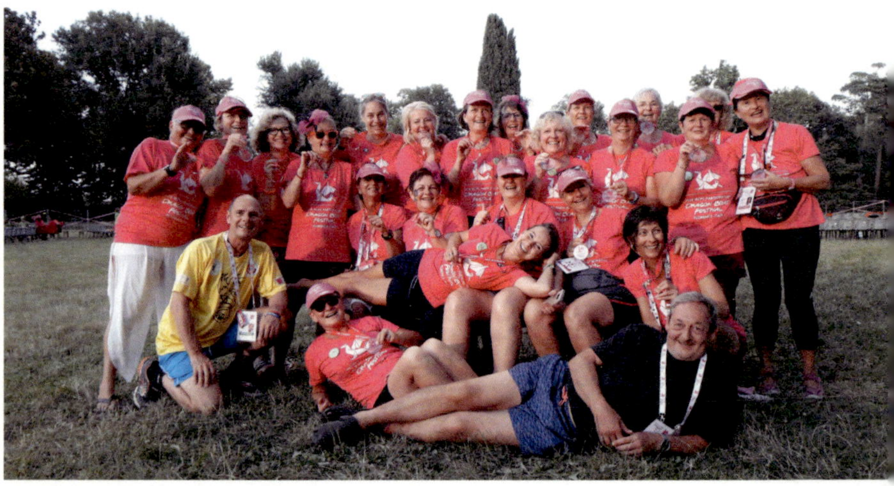

*Florenz war sooo beeindruckend* © Edgar Kn

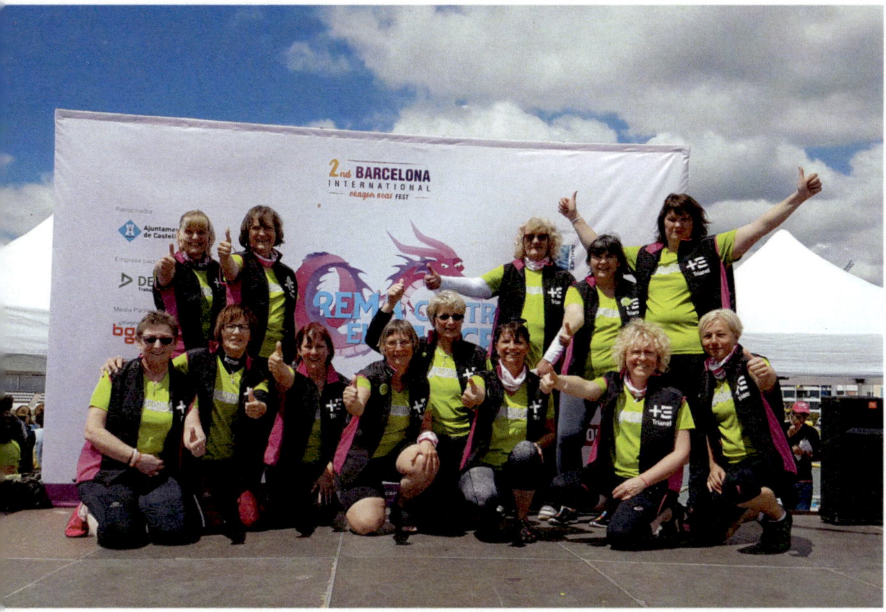

*eude über den zweiten Platz bei der internationalen Regatta in Barcelona* *© Ladybugs*

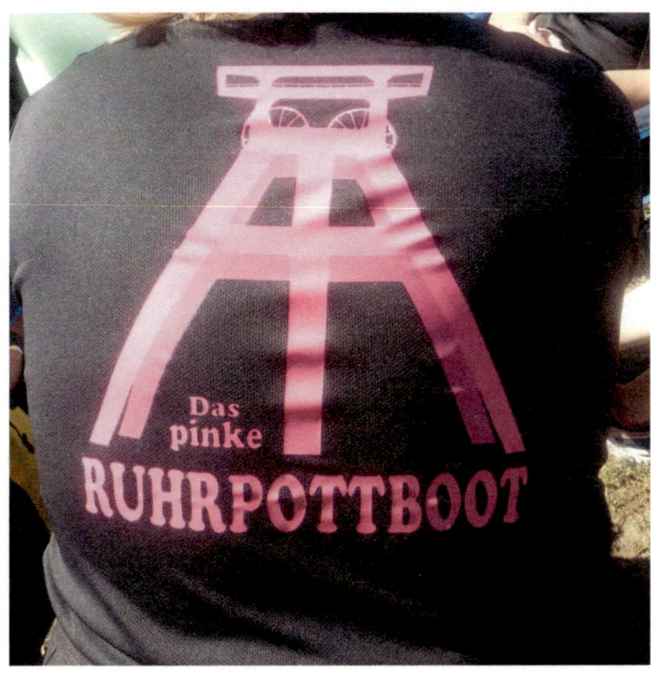


*operationsteam mit Datteln und Bochum* *© Ladybugs*

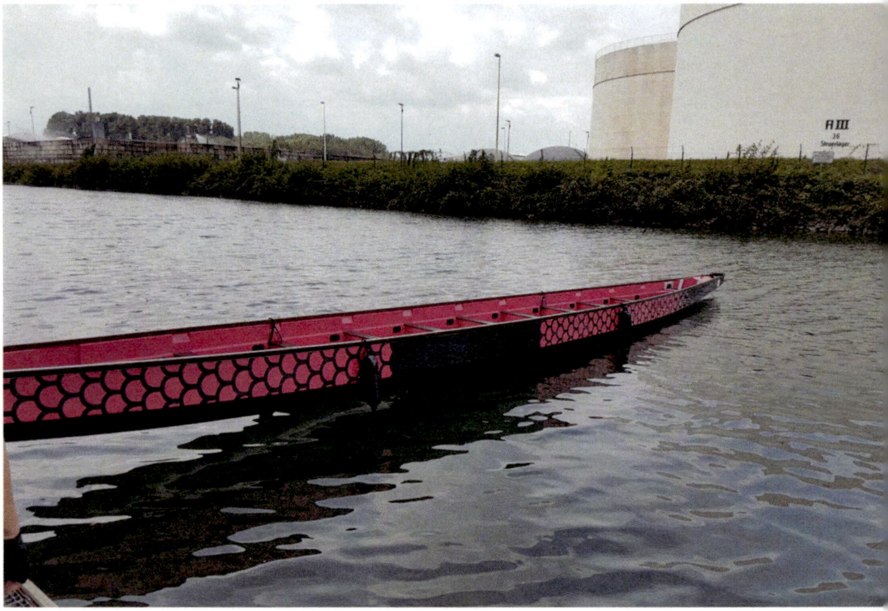

*Trotz Corona können wir unser neues, großes Boot zu Wasser lassen* © Ladyb

Ladybugs
paddle for the cure

LADYBUGS

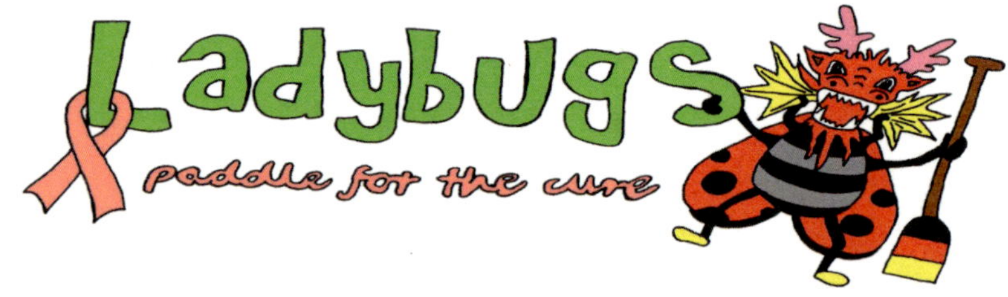

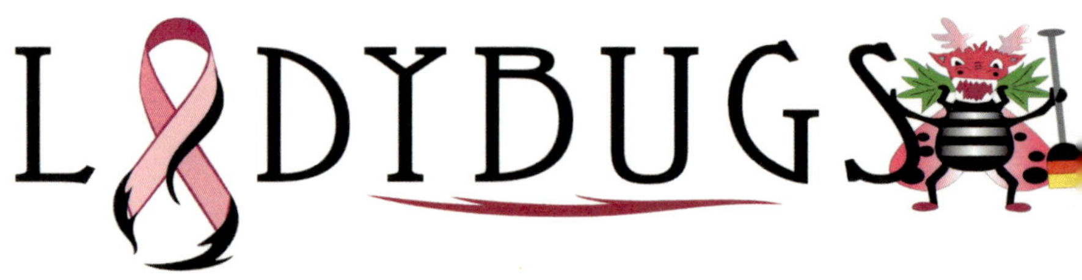

*Auch unser Logo ist erwachsen geworden* © Ladyb

# Teil IV

# Das Pink Paddling

# Training für Pink Paddler

Sie trainieren eine Drachenbootmannschaft? Und jetzt ist Ihr Verein auf die Idee gekommen, auch eine ›pinke‹ Truppe ins Leben zu rufen? Herzlichen Glückwünsch – wir sind sicher, das wird eine echte Bereicherung für Ihr Vereinsleben sein. Ehrlich!

Dennoch, so toll eine pinke Truppe in den meisten Fällen ist, es gibt viele Fragezeichen und Unsicherheiten, wenn sie aufgestellt wird. Der zukünftige Trainer/Steuermann (oder die Trainerin/Steuerfrau – auch wenn das im Drachenbootsport – noch – eher die Ausnahme ist), der Trainer also weiß natürlich, wie er seine Fun- oder Sportgruppe trainiert. Er kennt die Technik, weiß, welche ›Spezialisten‹ Wasser ins Boot schaufeln, sich nicht nach vorn recken, den Takt verlieren. Genauso gut weiß er, auf wen er sich immer verlassen kann, ob vorn am Schlag oder als kraftvoller Motor im Mittelteil.

Aber Pinkies? Brustkrebspatientinnen? Dürfen die überhaupt paddeln? Und wie können die jemals mit unseren sportlich ambitionierten Paddlern mithalten?

Das folgende Kapitel ist keine Anleitung zum Paddeltraining – das kann jeder erfahrene Steuermann besser! Aber es soll ein paar Ideen und Erfahrungen beim Paddeln mit Pinkies liefern, Handreichungen für Einsteiger in die Welt der Pink Paddler – und ganz nebenbei hoffentlich viele Fragezeichen und Vorbehalte auflösen.

Ohne jeden Anspruch auf Vollständigkeit oder gar wissenschaftliche Detailtreue ist dieses Kapitel entstanden aus Gesprächen mit Trainern und Steuerleuten, die genau vor der oben beschriebenen Situation standen: Demnächst sitzen in meinem Boot Brustkrebspatientinnen – was nun?

Ein besonderes Dankeschön an Anke und Hagen aus Lünen, sowie viele andere Steuerleute und Trainer, die für dieses

Kapitel ihr Schatzkästlein mit Erfahrungen geöffnet und diese mit mir geteilt haben.

### *Pinkies – ein kleiner Überblick*

Es war 1996, als ein kanadischer Arzt, Dr. Don McKenzie, erstmals in einer Studie die positive Wirkung des Paddelns bei Brustkrebspatientinnen nachweisen konnte. Die fließende Bewegung des Oberkörpers reduzierte bzw. verhinderte anscheinend Lymphödeme, eine häufige Nachwirkung der Brustkrebsbehandlung. Und die emotionale und psychologische Situation seiner Patientinnen verbesserte sich durch die sportliche Tätigkeit, verbunden mit dem Erleben in der Gruppe.

Es war die Geburtsstunde einer Bewegung, die heute tatsächlich auf jedem Kontinent vertreten ist. In Deutschland wurden die ersten Pink Paddler-Gruppen 2009/2010 gegründet, heute sind es bereits dreiundzwanzig (Stand August 2020), und es werden immer mehr. Die Wahrscheinlichkeit, mit einem Pink Paddler-Team in Kontakt zu kommen, ist also sehr hoch.

Das Wichtigste vorab: Krebspatientinnen sind weder ›aussätzig‹, noch sind sie generell dauerhaft eingeschränkt in ihrer Leistungsfähigkeit. Genau wie in jeder normalen Gruppe des Breitensports gibt es unter ›Pinkies‹ athletische, ehrgeizige Typen, die auch während der Chemo weiter joggen gehen (können), sowie andere, die vor allem der Gemeinschaft wegen zum Training kommen. Und alles dazwischen! Natürlich kann es Einschränkungen geben, in der Belastbarkeit ebenso wie in der Beweglichkeit, insbesondere wenn die Behandlungen noch nicht oder gerade erst abgeschlossen sind. Ein guter Trainer achtet darauf und steuert das Training entsprechend. Aber würde das nicht auch jeder Trainer genauso machen, wenn ein Mitpaddler nach einem Bandscheibenvorfall (einem Skiunfall, einer Lungenentzündung …) zum ersten Mal wieder zum Training kommt?

Also, erst mal keine Scheu! Schon beim ersten Treffen wird eines zu merken sein: Pinkies sind keine Schwerkranken, die mit dem Leben abgeschlossen haben. Es sind (meist) Frauen, die viel erlebt und mitgemacht, aber ihre Lebensfreude behalten haben. Die sich freuen über jede motivierende Trainingsstunde, über jeden noch so kleinen Sieg über sich selbst und ihre Krankheit. Und je größer der Abstand zu der Phase der akuten Behandlung ist, desto eher gleicht eine Pink-Truppe jeder Sportgruppe, die sich ein oder zwei Mal wöchentlich auf dem Wasser trifft.

Nicht ganz verschweigen sollte man allerdings, dass nicht umsonst viele Pink Paddler-Gruppen auch als Selbsthilfegruppe anerkannt sind. Die emotionale Bindung der Frauen untereinander, bedingt durch den gemeinsamen Faktor ›Brustkrebs‹ ist oft deutlich höher als im Sportbereich. Und damit auch das Bedürfnis, sich auszutauschen. Die Balance zwischen Sport und Selbsthilfe unterscheidet die Pinkies ein wenig von den Sportlern.

Aber generell: Ein abwechslungsreiches, motivierendes Training, das weder über- noch unterfordert, das ist das, was eine pinke Truppe von ihrem Steuermann(frau)/ Trainer erwartet. Und das ist doch genau das, was auch Ihre Sportler wollen, oder?

### *Ziele des Teams*

Jede Gruppe muss wissen, wohin sie eigentlich will, wenn das Training Erfolg haben soll. Das gilt für Pink Paddler genauso wie für jede andere Sportgruppe.

Deswegen sollte am Anfang des Trainings immer eine Bestandsaufnahme stehen. Wer wird dabei sein? Sind viele Paddlerinnen noch in Behandlungsphasen eingebunden oder liegt ihre Erkrankung bereits ein paar Jahre zurück? Gerade zu Beginn wird es vor allem darum gehen, Überforderungen zu vermeiden. Das Training ist dann eher der Anlass für die Kommunikation der Frauen untereinander, mit geringer Belastung, relativ vielen Pausen.

Je häufiger die Frauen trainieren und je sicherer sie sich im Boot fühlen, desto eher werden sie sich selbst weitere Ziele setzen bzw. positiv auf Ideen reagieren.

»Heute schaffen wir 100 Schlag ohne Pause dazwischen« oder »Heute schaffen wir 1000 Schlag in der Trainingsstunde« sind kleine Schritte auf dem Weg zu einer Gruppe mit sportlicheren Ambitionen.

Und wenn irgendwann die erste Regattaeinladung ins Haus flattert, dann muss das Team gemeinsam überlegen: Trauen wir uns das zu? Wollen wir Starts trainieren, Rennen fahren? Ganz wichtig ist, dass diese Entscheidungen im Team getroffen werden. Zu groß kann die Frustration sein, wenn das Training für einige zu anstrengend wird. Die Gefahr, einzelne Paddlerinnen zu verlieren, ist dabei sehr hoch. Daher ist es wichtig, die Ziele in der Gruppe immer wieder klar anzusprechen und neu auszurichten. Idealerweise hat der Trainer/Steuermann eine Ansprechpartnerin in der Gruppe, die ihm helfen kann, die Bedürfnisse seiner Pinkies richtig einzuschätzen – oder er ist gleich Teil der Teamsitzungen, die hoffentlich regelmäßig stattfinden.

### *Pink Training – inklusiv oder separat?*

Ein Drachenboot ist eine große Anschaffung – und bis es beim Training regelmäßig voll besetzt ist, kann die Paddlergruppe auf eine ordentliche Größe anwachsen. Daher haben viele, gerade kleinere Vereine nur ein einziges Drachenboot.

Damit stellt sich die Frage: Wie organisieren wir das Training für die Pinkies? Gemeinsam mit den Freizeitsportlern? Oder lieber separat? Solange die Pinkies noch nicht selbstständig trainieren können und ihre eigenen Steuerfrauen haben, wird es oft rein organisatorisch schwierig sein, unterschiedliche Trainingstermine anzubieten.

Wie auch immer die Gegebenheiten in Ihrem Verein sind – alles ist möglich, wenn man sich der Vor- und Nachteile bewusst ist und im Rahmen des Machbaren gegensteuert.

Im eigenen Boot herrscht eine andere Gruppendynamik, die Frauen reden freier (und mehr), sie verhalten sich weniger gehemmt. Auch die Gesprächsthemen sind andere – wer will schon über die Beschwerden mit dem Silikonbusen reden, wenn in der Bank vor einem ein muskelbepackter Sportler sitzt?

Das Training selbst kann viel besser auf die Bedürfnisse gerade der schwächeren Paddlerinnen eingehen. Die Hemmschwelle, auch mal ›Stopp‹ zu sagen, wenn es zu viel wird, ist in einem reinen Pink-Boot deutlich geringer. Andererseits ist es frustrierend, mit fünf oder sechs Frauen ein 10-Bank-Drachenboot anzutreiben, immerhin sind das 250 kg Bootsgewicht ohne Besatzung. Und allein das Zu-Wasser-Lassen (und oft noch mehr das wieder Herausholen) stellt eine kleine Frauengruppe vor eventuell unüberwindbare Hindernisse.

Das gemeinsame Training dagegen kann schnell überfordern, die Bandbreite an Leistungsfähigkeit und -bereitschaft im Boot ist deutlich größer und erfordert besonderes Einfühlungsvermögen durch den Trainer/Steuermann. Andererseits bietet es ambitionierteren Pinkies einen guten Ansporn und viel Selbstbestätigung. »Ich kann da mithalten«, was für ein gutes Gefühl! Und es sorgt auch für besseres Verständnis untereinander. Wenn die Sportler den Frauen aus dem Boot helfen und gleichzeitig sehen, wie hammerhart einige ›Kranke‹ mittrainieren, dann ist das Inklusion im besten Sinne.

Sicher werden die meisten Gruppen auf Dauer ein auf sie zugeschnittenes Training im eigenen Boot anstreben. Noch besser ist es, wenn beide Gruppen dennoch eng miteinander verzahnt sind. Warum denn nicht regelmäßig die Pinkies zum Sporttraining einladen – während an einem anderen Tag die Trainings getrennt werden? Wo das nicht wöchentlich möglich ist, lässt es sich vielleicht zumindest 14-tägig oder monatlich einrichten. Mit Sicherheit profitieren beide Teams davon, Teil eines Ganzen zu sein, statt getrennte Einheiten, die sich nur zufällig das Sportgerät teilen.

### *Motivation ist alles – das Training*

Im Spitzensport muss der Sportler die Motivation in sich selbst tragen. Er will um jeden Preis gewinnen, als Erster ins Ziel kommen, Tore schießen. Dafür nimmt er jede noch so große Anstrengung während des Trainings auf sich. Im Breitensport dagegen muss der Trainer vor allem auch Motivator sein. Ein paar langweilige Trainingseinheiten und die Ersten wenden sich einer anderen Sportart zu.

Das gilt genauso im Pink Paddling. Die Frauen trainieren nicht, weil sie unbedingt eine Regatta gewinnen wollen. Klar freut sich jede über ein gutes Rennen, eine Platzierung – aber das allein ist kein Ansporn für die ganze Saison. Dauerhafter Ansporn ist vor allem die emotionale Bindung zur Gruppe und eben ein abwechslungsreiches Training, das den richtigen Mix aus Spiel und Sport, Anstrengung und Spaß bietet.

Steuerleute, die seit Jahren unterschiedliche Gruppen trainieren, haben da mit Sicherheit ihre eigenen Erfahrungen. Für die, die unsicher sind, was mit Pinkies geht und was nicht, anbei ein paar Anregungen – und Sie werden feststellen: Es gibt kaum einen Unterschied zu den normalen Trainings im Breitensport.

*Vor dem Training*

Ein paar Aufwärmübungen vor dem Training bereiten nicht nur die Muskulatur auf das Training vor. Sie verstärken auch das Gruppengefühl. Beim Aufwärmtraining stehen alle Teilnehmer im Kreis und sehen sich an, sie können erste Emotionen miteinander teilen, haben Zeit anzukommen. Sollten die anderen Drachenbootsportler (die meist direkt aus dem Auto ins Boot springen) vorbeikommen und verwundert den Kopf schütteln, stärkt das den Zusammenhalt in der Gruppe nur noch mehr. Es spricht also nichts dagegen, aber viel dafür, sich zehn Minuten für ein gemeinsames Aufwärmtraining zu genehmigen. Übrigens – das schadet auch den anderen nicht – und im Leistungssport ist Aufwärmtraining eh gesetzt.

*Flexibel bleiben*

Der Trainer hat ein intensives Training mit Langstrecke und diversen Starts geplant. Schon beim Einsteigen ist die Gesprächsintensität höher als üblich, seine ersten Kommandos dringen kaum durch. Es ist überdeutlich: Heute braucht die Truppe kein intensives Training, sondern mehr Zeit für Kommunikation und Austausch. Vielleicht hat eine Paddlerin eine schlechte Diagnose bekommen, vielleicht muss einfach das letzte Teamtreffen verarbeitet werden – oder das heiße Wetter macht den Damen mehr zu schaffen als den Sportlern. Ein guter Trainer wird das Training bei Bedarf kurzfristig umstellen, vielleicht auch im übertragenen Sinne heruntergehen mit der Schlagzahl. Je sensibler der Trainier für die Dynamik in der Gruppe ist, desto besser wird er unterscheiden können, was gerade gefragt ist: Leistung ab- und Disziplin einfordern oder eben der Gruppe den Raum geben, den sie gerade braucht.

*Klare Trennung von aktiven und Ruhephasen*

Kein mit zwölf Frauen besetztes Boot wird sechzig Minuten lang ohne Gespräche auskommen! Und sollte Ihnen das passieren, sechzig Minuten lang ein eisern schweigendes Team im Boot, dann stimmt irgendetwas nicht. Daher: Geben Sie Ihren Damen den Raum zur Kommunikation, aber legen Sie klar fest, wann geredet werden kann und wann nicht. Beim Einpaddeln ist es okay, sich auszutauschen, auch bei der Pause – aber wenn es lang auf Strecke geht, dann sollte Ruhe im Boot herrschen. Pinkies brauchen da keine Sonderbehandlung, sondern einfach klare Ansagen. Übrigens: Die richtige Intensität des Trainings sorgt normalerweise schon ohne Ansage dafür, dass im Boot noch geredet wird – oder eben nicht.

*Positive Rückmeldung:*

Natürlich freut sich jede über Lob. Seien Sie großzügig damit! Was für manchen nach gemütlicher Kaffeefahrt aussieht, bedeutet für viele Frauen nach einer Krebserkrankung sportliche Anstrengung, oft genug brauchte es viel Überwindung, überhaupt ins Boot zu steigen. Wenn's auch noch nicht perfekt ist: In der nächsten Technik-Einheit kann weiter am Bewegungsablauf gefeilt werden. Großzügig mit Lob – aber nicht verschwenderisch, denn auch wir Pinkies wollen immer besser werden, und das können wir nur, wenn wir fundierte Rückmeldungen und konstruktive Kritik zu unserer Leistung bekommen. In Watte wollen wir definitiv nicht gepackt werden.

*Training mit Musik*

Paddeln ist eine rhythmische Bewegung – was läge da näher, als mit Musik zu paddeln? Plötzlich wird es ganz leicht, den Takt zu halten, mit dem Takt schwungvoll nach vorn zu gehen, dort zu verharren, bis mir die Musik den Moment des Einstechens vorgibt. Ganz nebenbei legen die Mädels mit Eros Ramazotti plötzlich längere Strecken zurück als je zuvor. Dabei können sie sogar noch laut mitsingen, ein tolles Atemtraining. Je nach Taktfrequenz der Musik kann die Trainingsintensität hervorragend angepasst werden.

*Spielerische Übungen*

Statt sechzig Minuten durchzupaddeln, bieten sich verschiedene spielerische Übungen an, die Kraft und Technik sozusagen nebenbei trainieren. Auch hier lässt sich alles nutzen, was aus dem Breitensport bekannt ist. Letztlich muss nur die Intensität und Belastungsdauer angepasst werden.

Beispielhaft ein paar mögliche Übungen:

- *›Seilziehen mit dem Boot‹: Eine Hälfte setzt sich andersherum, beide Bootshälften paddeln gegeneinander (Kraft)*
- *Eine Bootshälfte hält die Paddel ins Wasser, die andere paddelt voran (Kraft)*
- *3 Schläge rückwärts, dann vorwärts: Nach wie vielen Schlägen bewegt sich das Boot wieder nach vorn? Diese Übung kann auch gut bankweise gemacht werden. (Kraft)*

- *›Pyramiden‹ oder ›Treppen‹ paddeln: Sequenzen von an- und absteigender Belastung und angepassten Pausen (50 – 80 – 100 Schlag; 100 – 200 – 300 Meter. Oder natürlich mehr, je nach Leistungsstand (Ausdauer)*
- *Einfacher Paradeschlag: Verzögerter Schlag mit Zwischenschlag auf den Bootsrand und extrem ausgeprägter Vorlage (Technik)*
- *Lehrerfinger: Beim Hochrecken des Paddels wird zugleich der Zeigefinger nach oben gereckt – damit wird die Streckung des Arms automatisch unterstützt (Technik)*
- *Paddeln mit geschlossenen Augen – erstaunlich, wie gut das klappt (Rhythmus)*
- *Bankweise paddeln: Je Bank wird eine bestimmte Anzahl Schläge gepaddelt, dann wird der Schlag weitergegeben. Dies kann auch gut bei heterogenen Teams genutzt werden, indem z.B. einige Bänke durchpaddeln, andere aber nur zeitweilig mitpaddeln*

*Lockerungsübungen im Boot*
Aktive Pausen bedeuten normalerweise: ohne Druck und Kraft zu paddeln. Eine andere Art der aktiven Pause ist besonders für Brustkrebspatientinnen positiv: Zwischen zwei Paddeleinheiten machen die Frauen Lockerungsübungen im Boot.

Schulterkreisen, mit den Händen nach den Sternen greifen, Rumpfbeugen oder Drehen des Oberkörpers entspannt die Muskulatur und verbessert die Beweglichkeit. Eine andere Möglichkeit: Während der Pause stellen die Paddlerinnen ihre Paddel im Boot vor sich, legen die Hände auf den Knauf und richten sich bewusst auf, um den Oberkörper zu weiten.

*Überforderung / Paddelpausen*
Gerade wenn Pinkies noch stark unter den Nachwirkungen ihrer Krankheit leiden, kann selbst ein sehr moderates Training zu viel für die einzelne Paddlerin sein. Eine Regel ist daher nicht verhandelbar: Jede Paddlerin kann jederzeit das Training unterbrechen, das Paddel hereinnehmen und erst

dann wieder einsteigen ins Training, wenn sie sich dazu in der Lage fühlt. Für extreme Situationen kann ein Notsignal vereinbart werden, aufgrund dessen der Steuermann das Boot sofort stoppen lässt (z.B. Paddel mit dem Blatt nach oben aufstellen). Normalerweise reicht es aber, einfach ein paar Minuten lang, oder während der nächsten Übung, das Paddel ins Boot zu nehmen, um dann wieder einzusteigen, wenn es der Paddlerin möglich ist. Es sollte eine Selbstverständlichkeit sein, aber: Eine solche Pause muss immer, und von jedem, akzeptiert werden. Jede dumme Bemerkung dazu, von egal wem im Verein, ist ein Zeichen von absoluter Ignoranz. Das sollte allen klar sein, auch eventuell mitpaddelnden Supportern oder gar im gemischten Training mit Sportteams. Selbst wenn die Mädels untereinander manchmal durchaus klare Worte finden – jede Brustkrebspatientin, die im Boot sitzt, hat allein damit bereits allen Respekt von jedem im Verein verdient.

### *Pink am Steuer?*

Bereits mehrfach wurde auf die Rolle des Steuermanns eingegangen, der im Allgemeinen zugleich Trainer ist. Und der in den meisten Fällen kein ›Pink Paddler‹ ist. Es wird sich daher nie ganz vermeiden lassen, dass er (oder sie – falls es sich um eine Steuerfrau handelt) ein wenig stärker außerhalb der Gruppe steht als das vielleicht in einem Sportteam der Fall ist. Es fehlt der gemeinsame Hintergrund, der die Pinkies ein Stück weit trägt und zusammenschweißt. Da stellt sich die Frage: Macht es Sinn, dass Pinkies auch selber das Steuer in die Hand nehmen?

Aus unseren Erfahrungen in Lünen können wir das definitiv nur bejahen – und das, obwohl wir mit unserem Steuermann zu 100 % zufrieden sind. Aber es gibt Veranstaltungen, bei denen tatsächlich nur Pinkies im Boot sitzen und auch steuern dürfen. So z.B. bei der internationalen Pink-Regatta des IBCPC, die alle vier Jahre stattfindet.

Selbst wenn man an so etwas gar nicht teilnehmen will, lohnt es sich, eigene Steuerfrauen zu haben. Die Gruppe wird unabhängiger, sie kann plötzlich ohne fremde Hilfe ihren Sport ausüben. Wer in die strahlenden Gesichter der Frauen blickt, die zum allerersten Mal völlig selbständig bei ihrem Sommerfest einfach so aus Spaß das Boot zu Wasser gelassen und eine Paddelrunde eingeschoben haben, der weiß, dass die eigene Steuerfrau ein riesiger Schritt in die Unabhängigkeit ist und absolut erstrebenswert.

Allerdings: Keine Pink-Gruppe sollte vollständig auf einen erfahrenen Trainer verzichten. Nur einfach irgendwie Zeit auf dem Boot verbringen, wird schnell für Frustration sorgen. Und in den seltensten Fällen wird eine Paddlerin, die sich ans Steuer traut, sofort die entsprechende Trainingsqualifikation mitbringen.

### *Pink Paddler – nicht nur eine Sportgruppe*

Ganz am Anfang haben wir es schon mal erwähnt: Pink Paddler haben eine deutlich stärkere emotionale Bindung an die Gruppe als in einem normalen Sportteam. Nicht umsonst sind z.B. die *Ladybugs* auch als Selbsthilfegruppe anerkannt – sie sind eben keine reine Sportgruppe.

Das hat Auswirkungen, die der Trainer und Steuermann im Blick haben sollte, die er aber nur begleiten kann. Hier ist vor allem die Gruppe selber gefragt, der Teamcaptain, das Leitungsteam – je nachdem, wie sich die Gruppe selbst organisiert hat. Kommen neue Mitglieder dazu, so brauchen die natürlich eine Einführung in die Paddeltechnik. Das übernimmt der Trainer. Aber sie brauchen auch eine deutliche Aufnahme in die Gruppe. Gut, wenn sich dann eine erfahrene Paddlerin zwei bis drei Mal zu der neuen auf die Bank setzt, sie beim Training begleitet, Tipps und Hinweise gibt. Dabei wird dann bestimmt auch über Brustkrebs gesprochen, wo die Behandlung war, wann sie war – all das, was ein Trainer und Steuermann einfach nicht fragen kann oder will. Einer neuen Mitpaddlerin das Gefühl zu geben: ›Du bist willkommen, wir freuen uns, dass du da bist, mit all deinen Belastungen, Stärken und Schwächen‹, ist eine wichtige Aufgabe für die Pinkies.

Viele Pinkies paddeln nicht nur regelmäßig. Sie treffen sich zu Nähaktionen, sie nehmen an Wanderfahrten teil, sie organisieren ihre eigenen Sommerfeste, sie backen Kuchen und spülen Geschirr bei der Vereinsregatta. Plötzlich entwickelt eine schwache Paddlerin ungeahnte Fähigkeiten beim Organisieren oder beim Spenden eintreiben. Und bei all diesen Tätigkeiten verarbeiten sie ihre Krankheit, die eine bewusst, die andere ganz unbewusst. Für die Gruppe ist jede wichtig, ganz unabhängig von ihren sportlichen Fähigkeiten – vielleicht ist es das, was wirklich ein Unterschied zu einem reinen Sportteam ist.

Und wenn Sie vor ihren Pinkies stehen und das verstanden haben – dann werden Sie mit ihnen gemeinsam erfolgreich sein. Wir wünschen viel Spaß!!

## *Anhang:*

### *Exemplarische Beispiele für Trainingsstunden mit Pinkies*

Die folgenden Trainingsbeispiele sind keine wissenschaftlich ausgearbeiteten Programme, sie sind einfach Vorschläge, Ideen für unterschiedliche Trainingseinheiten, wie sie bei uns in Lünen bereits durchgeführt wurden.

Ein herzliches Dankeschön an Anke und Hagen für diesen Beitrag!

### *A – Beispieltrainings von Hagen*

**Dauer:** 50-60 Minuten Wassertraining
**Vorbereitung:** Aufwärmübungen an Land (5-10 Minuten); für Einsteiger incl. Trockenübungen zur Technik
**Nachbereitung:** Dehnübungen an Land (5-10 Minuten)

Beide Trainingsprogramme verfolgen das gleiche Ziel, berücksichtigen aber durch unterschiedlich hohe Belastung den Trainingsstand.

#### A.1: Trainingsstunde für Einsteiger

| **Ziel/Thema:** Intervalltraining mit moderater Belastung (70 – 80% Krafteinsatz) und wechselnder Belastungsdauer. |
|---|
| **Einfahrprogramm:**<br>• 10 min locker einfahren mit Pausen (max. 30-40 langsame Schläge am Stück)<br>• Zeit für Kommunikation |
| **Hauptprogramm:**<br>• Intervalltraining: 70-80% Krafteinsatz, langsame Frequenz (50-55 Schläge/Minute).<br>2 x 50 Schlag<br>3 x 30 Schlag<br>4 x 10 Schlag<br>• Technik: vor allem Takteinhaltung<br>• Pausenzeit = aktive Zeit - oder mehr, je nach Leistungsstand<br>• optional je nach Zeit/Leistungsstand: 3-5 Minuten bankweise/je 2 Bänke 10 Schlag, dann wechseln (aus der Fahrt heraus) |
| **Ausfahren:**<br>• 5-10 Minuten locker ausfahren |

## A.2: Trainingsstunde für Fortgeschrittene

| **Ziel/Thema:** Intervalltraining mit moderater Belastung (70 – 80% Krafteinsatz) und wechselnder Belastungsdauer. |
|---|
| **Einfahrprogramm:**<br>• 10 min locker einfahren im Block<br>• Zwischendurch 3 x 20 Schläge mit voller Leistung |
| **Hauptprogramm:**<br>• Intervalltraining: 70-80% Krafteinsatz, langsame bis moderate Frequenz (mind. 55 Schläge/Minute).<br>2 x 5 Minuten<br>3 x 3 Minuten<br>4 x 1 Minute<br>• Technik: vor allem Takteinhaltung<br>• Pausenzeit = ½ aktive Zeit<br>• optional je nach Zeit/Leistungsstand: 3 Minuten mit deutlich erhöhter Schlagfrequenz (65-70 Schläge/Minute), dazwischen 1 x 20 Schläge mit 100% Krafteinsatz. |
| **Ausfahren:**<br>• 5-10 Minuten locker ausfahren |

*B – Beispieltrainings von Anke*

**Dauer:** 50-60 Minuten Wassertraining
**Vorbereitung:** Aufwärmübungen an Land (5-10 Minuten); für Einsteiger incl. Trockenübungen zur Technik
**Nachbereitung:** Dehnübungen an Land (5-10 Minuten)

## B.1 Trainingsstunde für Einsteiger

| **Ziel/Thema:** Ausdauertraining im Winter, inkl. grundlegender Paddeltechnik, Wechsel der Paddelseite und bewusst gesetztem Raum für Kommunikation |
|---|
| **Einfahrprogramm:**<br>• 10 min locker einfahren mit Pausen, darin je nach Situation: 20 Schläge gemeinsam, dann Pause für das ganze Boot Jede Bank einzeln 10 – 20 Schläge (2 – 3 x)<br>• Zeit für Kommunikation<br>• Lockerungsübungen im Boot |
| **Hauptprogramm:**<br>• Gerade/ungerade Bänke im Wechsel, je 10-20 Schläge (3-5 Durchgänge)<br>• 4 x 20 Schläge für alle<br>• Technikteil: je Bank 10 – 20 Schläge, davor und danach mündliche Erläuterungen und Korrekturen, nach Bedarf<br>• 4 x 20 Schläge für alle<br>• Rhythmusübung: 1. Bank 10 Schläge, 2. Bank steigt ein, 3. Bank steigt ein usw., bis das ganze Boot paddelt, dann steigt zuerst Bank 1 aus, Bank 2, Bank 3, usw. |
| **Ausfahren:**<br>• Seitenwechsel auf jeder Sitzbank,<br>• 20 Schläge bankweise zur Einübung der neuen Sitzposition<br>• Gerade/ungerade Bänke 2 x je 20 Schläge |

## B.2 Trainingsstunde für Fortgeschrittene

| **Ziel/Thema:** Ausdauertraining im Winter (60%), mit 40% Kraft/ Technik |
|---|
| **Einfahrprogramm:**<br>• 10 min locker einfahren (500 – 1000m)<br>• Lockerungsübungen im Boot, z.B.:<br>Schulterkreisen nach vorn und hinten<br>Paddel hochrecken (Blatt zum Wasser): Oberkörper nach rechts/links drehen<br>Oberkörper mit erhobenen Armen nach vorn beugen |
| **Hauptprogramm:**<br>• Pyramide fahren mit 250/500/750(1000) m Strecke<br>• Pausenzeit = halbe Paddelzeit<br>• 40 Schläge mit guter Technik<br>• 4 x je Bank 20 Schläge, Schwerpunkt Technik, Korrekturen<br>• Einfacher Paradeschlag bankweise: weit vorn einstechen, durchziehen, Paddelschaft leicht auf Süllrand aufsetzen, schnell in Ausgangslage nach vorne, bewusste Pause vor erneutem Einstechen<br>• Bankwechsel, dann 250m locker einfahren auf der neuen Seite<br>• Pyramide rückwärts (500 und 250m) |
| **Ausfahren:**<br>• Gerade/ungerade Bänke 4 x je 20 Schläge<br>• 10 Schläge versetzt paddeln (1. Bank re, 2. Bank li), 2-3 x<br>• Alle gemeinsam 3 x 50 Schläge locker auspaddeln |

# Entwicklung des pinken Drachenbootsports

(Der erste Teil dieses Kapitels beruht zu großen Teilen auf einem Artikel von Martin Kessler für eine Bostoner Radiostation, der anlässlich des IBCPC Festivals in Florenz entstanden ist und mir freundlicherweise vom IBCPC zur Verfügung gestellt wurde. Diese sowie einige weitere Veröffentlichungen, die ich dazu herangezogen habe, sind im Literaturverzeichnis verfügbar. Heike Auel)

## *Die Anfänge*

Als der kanadische Arzt Dr. Don McKenzie zum allerersten Mal Brustkrebspatientinnen in ein Drachenboot setzte, ahnte er sicherlich kaum, welche weltumspannende Bewegung daraus werden sollte – verstieß es doch gegen die damalige Fachmeinung zum Thema Bewegung bei Brustkrebs.

Genau genommen war Dr. Don McKenzie fachfremd: kein Onkologe, sondern ein Sportmediziner. Und lange Jahre einer der medizinischen Betreuer des kanadischen Kanu-Teams. Wie so oft bei großen Ideen war es ein kleiner Zufall – oder vielleicht mehrere – die Don Mc Kenzie zum Initiatior einer weltweiten Bewegung werden ließ.

Mitte der 90er-Jahre empfahl er einer Patientin Übungen für den Oberkörper. »Oh, das kann ich nicht tun«, antwortete sie. »Ach, sicher können Sie das. Versuchen Sie es einfach.« Doch die Patientin erklärte ihm, ihr Arzt habe ihr Übungen für den Oberkörper verboten, da sie vor Jahren an Brustkrebs erkrankt war.

Diese Aussage irritierte Don McKenzie – dass moderate Bewegung schaden könnte, war für ihn kaum vorstellbar. Er las sich in das Thema ein. Tatsächlich war die herrschende Lehrmeinung unter Onkologen, Sport für den Oberkörper nach einer Brustkrebserkrankung sei schädlich, da es das Risiko eines Lymphödems vergrößere bzw. bereits bestehende Beschwerden verschlimmere. Allerdings konnte er keinerlei Studien finden, die das tatsächlich belegten. »Also müssen wir es selber testen«, sagte er sich. Was lag näher, als das Training für den Oberkörper in der Sportart zu machen, die Don McKenzie selbst liebte und in der er als Sportmediziner tätig war, dem Paddeln? Allerdings konnte man Frauen, die bisher nicht gepaddelt waren, schlecht in ein kippliges Kajak setzen. Das stabilste Boot in der Flotte war ein Drachenboot – der pinke Drachenbootsport war geboren.

Gleichzeitig erkrankte eine Kollegin von Dr. McKenzie, ebenfalls Sportmedizinerin und Professorin an der Universität von British Columbia, an Brustkrebs. Nach den Therapien machte sie einen Erholungsurlaub mit der Familie und erzählte nach ihrer Rückkehr ihrem Onkologen voller Stolz, wie traumhaft die Tage gewesen seien, sie habe das wunderschöne bunte Herbstlaub geharkt, es sei sehr entspannend gewesen. Ihr Onkologe war geschockt: »Gleichförmige dauerhafte Bewegung des Oberkörpers? Das dürfen Sie auf keinen Fall tun.« Für die Sportmedizinerin brach eine Welt zusammen, hieß das doch, sie durfte nicht nur kein Laub harken, sondern viele andere Tätigkeiten nicht mehr ausüben, z.B. ihr geliebtes Tennis, Schwimmen, usw. – und das dauerhaft, ihr Leben lang. Eine Einschränkung an Lebensqualität, die ihr schlimmer erschien als die überstandene Brustkrebserkrankung.

Umso begeisterter unterstützte sie als Patientin und Wissenschaftlerin ihren Kollegen mit der Studie zum Thema ›Paddeln nach Brustkrebs‹.

Die Gruppe ›A Breast in a Boat‹ fand bald regen Zulauf. Sechs Monate sollte die Studie laufen, zu Beginn Übungen an Land, dann Wassertraining. Und als Abschluss wollte die Gruppe mitmachen beim Vancouver Dragon Boat Festival. Eine echte Herausforderung für die Frauen, die meisten von ihnen hatten nie in ihrem Leben Wettkampfsport betrieben. Und alle hatten natürlich oft genug gehört: »Du hattest Brustkrebs, du musst dich schonen.«

Als das erste Pink Paddler-Team in Vancouver über die Ziellinie fuhr, klatschten die Zuschauer begeistert Beifall. Keine der Teilnehmerinnen hatte ein Lymphödem entwickelt. Das Projekt war ein voller Erfolg.

Es hätte damit zu Ende sein können – aber die ersten Pink Ladies waren infiziert vom Drachenbootsport und wollten weiterpaddeln. Schon bald wurden die Medien auf die Gruppe aufmerksam. Die Idee verbreitete sich in Kanada sehr schnell, und von dort über die ganze Welt. Nicht zuletzt durch Personen wie Sandy Smith und Jane Frost, Paddlerinnen der ersten Stunde, die sich mit viel Herzblut und Motivation für diesen Sport und die weltweite Verbreitung eingesetzt haben. Die weltweite Bewegung der Pinkies war geboren – seit 2010 unter der organisatorischen Struktur des IBCPC, der International Breast Cancer Paddlers' Commission. Sandy Smith, die diesen Traum einer weltumspannenden pinken Bewegung so vorangetrieben hatte, erlebte dies nicht mehr. Sie verstarb 2005, kurz vor dem ersten internationalen Festival, als der schon besiegt geglaubte Krebs zurückkehrte. Seitdem wird bei jedem Festival ein Rennen, das letzte Rennen, ihr zu Ehren abgehalten. Und Jane Frost wurde bei der Gründung 2010 Präsidentin des IBCPC, ein Amt, das sie 2018 während des Festivals von Florenz in die jüngeren Hände von Meri Gibson legte.

Heute sind Pink Paddler überall auf der Welt aktiv. Und längst gibt es viele Studien zum Thema Bewegung bei Krebs, die die großen Chancen von moderater sportlicher Betätigung herausstellen. Die zeigen, dass Bewegung die Lymphödeme nicht fördert, sondern im Gegenteil hilft, sie zu vermeiden. Der Seele hilft gemeinsamer Sport in der Gruppe ebenfalls. Um das zu erkennen, braucht man allerdings keine Studie, man muss nur einmal bei einem pinken Drachenboottraining zusehen – oder, noch besser, als Gast mitpaddeln.

### *Pinkies in Deutschland*

Ausgehend von Kanada verbreiteten sich die Pink Paddler sehr schnell. Bereits im ersten Jahr nach Dr. McKenzies Initiative gab es fünf Teams in Kanada, heute (Stand Mai 2020) sind allein beim IBCPC, der International Breast Cancer Paddlers' Commission, 240 Teams aus über 30 Ländern gemeldet.

Um 2009/2010 schwappte diese Welle auch nach Deutschland. In Europa gab es bis dahin vor allem in Italien und Frankreich pinke Teams, in Deutschland hatte sich diese Sportart noch nicht etablieren können. Als die *Ladybugs* 2011 ins Leben gerufen wurden, als dritte deutsche Gruppe, lag die Gründung der beiden anderen Teams (Bochum, Schierstein) kaum ein Jahr zurück. Und keines davon war beim IBCPC angemeldet, erst die *Ladybugs* besetzten 2015 diesen noch weißen Fleck auf der Karte der Mitgliedsländer beim IBCPC.

International ist die IBCPC *die* große Vereinigung, unter deren Dach die Pink Paddler agieren können. Auf nationaler Ebene gibt es aber auch andere Bestrebungen, denn in Deutschland hat sich auch der DKV vor einigen Jahren der Pinkies angenommen. Unter dem Dach des Kanusports existiert ohnehin eine Abteilung ›Drachenbootsport‹, was lag also näher, als auch die Pinkies zu unterstützen? Oft entstehen Teams parallel zu den Sportvereinen mit Drachenbooten, erst als kleine Gruppe. Je größer die pinken Gruppen werden, desto selbstbewusster agieren sie. Bei allem Selbstbewusstsein: Die Sportvereine sind wichtig, überlebenswichtig, könnte man sagen, denn ein Drachenboot muss nicht nur beschafft werden, es braucht auch eine gewisse Infrastruktur. Jemand muss es steuern, die rd. 250 Kilogramm müssen vor dem Training ins Wasser bugsiert und hinterher wieder rausgeholt werden. Ein Boot benötigt ein Winterlager, und wenn man bei Regatten dabei sein will, ist es nicht verkehrt, auch eine Möglichkeit zum Transport zu haben. In etablierten Kanu-Vereinen, die auch im Drachenbootsport unterwegs sind, ist all das normalerweise vorhanden. Ohne diesen Support stellen sich einem Organisator reichlich Hindernisse in den Weg. Insofern war der Schritt des DKV, die Pinkies zu unterstützen und ihnen einen Beauftragten zur Förderung dieses Bewegung zur Seite zu stellen, eine gute Entscheidung, die vielen bereits geholfen hat bei den ersten Schritten zu einer pinken Drachenbootmannschaft. Wenn wir in Deutschland auch weit von den Teamstärken und -zahlen entfernt sind, die inzwischen in Kanada, Australien, den USA im Drachenboot sitzen: Die deutschen Pinkies starten gerade richtig durch, überall entstehen neue Teams, nie wandelte sich die pinke Deutschlandkarte so schnell wie im Moment.

Inzwischen (Stand August 2020) findet man Pinkies an 23 Standorten in Deutschland, in drei weiteren gibt es Ambitionen, ein Team aufzubauen. Danke an den DKV für die Überlassung der Graphik, die die Verteilung der Teams in Deutschland zeigt.

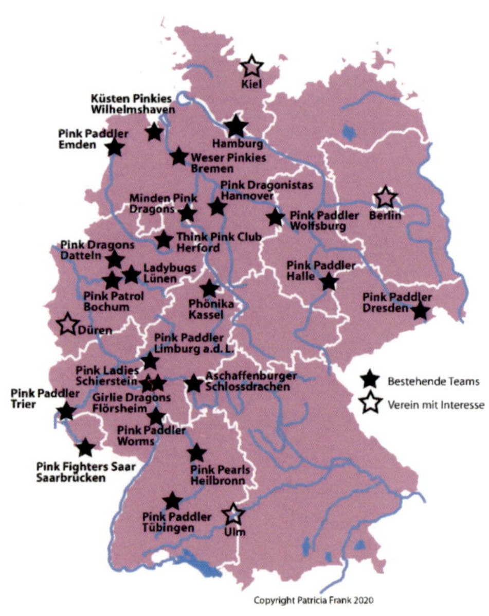

Nicht nur die Liste der Vereine wird jedes Jahr länger, auch die der Veranstaltungen. National und international starten Pinkies aus Deutschland bei Regatten, aber auch bei Wanderfahrten, manchmal in eigenen Pink-Klassen, oft ganz einfach in der ›normalen‹ Damenkonkurrenz.

Seit 2019 treffen sich Vertreterinnen aller Pinkies in Deutschland unter der Schirmherrschaft des DKV zu jährlichen Abstimmungen. Daraus hervor ging auch der ›Pink Cup‹, eine Art inoffizielle deutsche Meisterschaft der Pinkies.

Man sieht: Sowohl der IBCPC, hervorgegangen aus den Pinkies selbst, als auch die eher sportliche orientierten Kanu-Verbände haben einen großen Anteil an der Verbreitung des pinken Gedankens.

Gemeinschaft macht stark – das, was alle Frauen in ihren Vereinen und im Boot bei jedem Training erfahren, gilt eben auch auf nationaler und internationaler Ebene.

# Pinkies in einem Sportverein?
## *von Friedhelm Deuter, KSC Lünen*

Der vorliegende Artikel beruht auf einem Interview mit Friedhelm Deuter, dem Vorsitzenden des Kanu- und Skiclubs Lünen, bei dem die Ladybugs seit Frühjahr 2015 ihre Heimat gefunden haben.

Von Pinkies hatte ich zwar schon mal gehört, ich wusste, dass es diesen ›Familienzuwachs‹ in der Paddelwelt gab, aber das war auch alles. Bis der Förderverein des St.-Marien-Hospitals in Lünen, in Person von unserem Vereinsmitglied Dr. Günter Görtz, auf mich zukam und anfragte, ob ich mir vorstellen könne, den *Ladybugs* eine neue Paddelheimat zu bieten. Ich sagte spontan zu – dabei war sicher eine gehörige Portion Neugier. Wirklich vorstellen konnte ich mir nicht, dass Frauen nach einer Brustkrebserkrankung im Drachenboot paddeln – und dabei sogar Regatten bestreiten, wie Günter Görtz mir versicherte.

Eine Drachenbootabteilung gab es seit einigen Jahren auch in unserem Verein. Lange vorher hatte es im KSC eine aktive Wandergruppe gegeben, die an jedem Wochenende auf Lippe und Ruhr unterwegs gewesen war. Das hatte sich verändert – Kanufahren als Freizeitsport war einfach nicht in Mode. Als die Drachenboote aufkamen, unterstützten auch wir diese neue Art des Paddelns, wir investierten in ein Drachenboot und hatten bald regelmäßige Drachenboottrainings auf dem Kanal – die Lüner Löwen formierten sich als Mannschaft. Parallel zum Rennsport, versteht sich, denn Zweck unseres Vereins ist unverändert die Förderung des Kanusports – insbesondere des Kanu-Rennsports. Bei uns trainieren jugendliche Rennkajakfahrer, vom ersten Paddelschlag bis hin zu Europa- und Weltmeisterschaften. Nur zu stemmen durch ein außergewöhnliches Engagement von Trainern, Eltern, Vorstand und Sponsoren.

Ein Boot für die *Ladybugs* hatten wir also und mit unseren beiden Drachenboottrainern auch die richtigen Ansprechpartner. Allerdings reicht die persönliche Meinung des Vorsitzenden auch im KSC nicht für einen Beschluss – ich stellte die Anfrage des Fördervereins zunächst einmal auf der nächsten Vorstandssitzung vor.

Das will ich ehrlich zugeben – es gab durchaus Diskussionen in dieser Vorstandssitzung. Aber nicht ein Mal ging es dabei um die Krankheit, um diese besondere Art von Paddlerinnen, die da bei uns anklopften. Die Bedenken waren viel abstrakter, denn wir hatten von Vereinen gehört, in denen das Erstarken der Drachenbootsparte zu einer Schwächung der Rennsportsparte geführt hatte. Das wollten wir auf keinen Fall erleben.

Der KSC Lünen lebt mit und durch die Jugendlichen, durch sportlichen Anspruch und die Erfolge auf nationaler und internationaler Ebene. Ein zweites Drachenbootteam – was würde das für den Verein bedeuten?

Um es kurz zu machen: Der Vorstand stimmte zu – und hat es nicht eine Sekunde lang bereut.

Schon bei der ersten Begegnung mit den Ladies spürten wir, wie offen sie waren, wie dankbar für die neuen Möglichkeiten, die wir ihnen bieten konnten. Unsere beiden Drachenboottrainer nahmen die Mädels unter ihre Fittiche, die Lüner Löwen ließen sie bereitwillig mit in ihr Boot.

Wie sehr die *Ladybugs* sich mit dem Rennsport in unserem Verein identifizierten, wurde sichtbar bei unserer Vereinsregatta im ersten Jahr ihrer Zugehörigkeit. Diese Regatta ist der Höhepunkt des Jahres, dann verwandelt sich das Vereinsgelände in einen emsigen Bienenstock, mit jugendlichen Paddlern aus ganz Deutschland. Zwei Tage lang herrscht Ausnahmezustand. Jedes Mal ein beeindruckendes Event – natürlich verbunden mit sehr viel Arbeit. Dass die *Ladybugs* sich sofort in die Listen für Kuchenlieferungen und Spüldienste eintrugen, fiel im Vorstand positiv auf.

An anderer Stelle hakte es, denn einer der Höhepunkte der Regatta und Publikumsmagnet ist in jedem Jahr das Elefantenbootrennen. Nach dem eigentlichen Rennbetrieb am Samstag steigen Teams der Freunde und Förderer des KSC in die großen Kanadierboote. Sie liefern sich sehenswerte Rennen, bei denen es vor allem um den Spaß geht. In diesem Jahr hoffte ich, auch ein Damenrennen organisieren zu können, hatten wir doch neue Paddelmädels im Verein. Das war die Gelegenheit, unseren Neuzugang auch gleich in der Öffentlichkeit vorzustellen.

Als ich das damalige Dreierteam eine Woche vorher darauf ansprach, gab es lange Gesichter, denn ausgerechnet am gleichen Tag fand der Dattelner ›Day of Dragons‹ statt. Das war, wie ich erfuhr, die Haus- und Hofregatta der *Ladybugs*, dort waren sie zum allerersten Mal bei einer Regatta angetreten und hatten seitdem kein Jahr verpasst. In diesem Jahr hatten sie Himmel und Hölle in Bewegung setzen müssen, um überhaupt, mit dezimierter Mannschaft nach Vereinswechsel, dort starten zu können. Absagen war also keine Option. Tja, die Mädels wussten bis dahin nichts vom Elefantenbootrennen und ich wusste natürlich nicht, wie wichtig den Damen die Dattelner Regatta war.

Die Enttäuschung schien auf beiden Seiten groß, wir trennten uns mit einem halbherzigen ›Mal sehen, wie wir das hinkriegen‹ – aber in Gedanken hakte ich den Programmpunkt ›Vorstellung der *Ladybugs* beim Elefantenbootrennen‹ schon ab. Sehr schade, aber wohl nicht zu ändern.

Dachte ich! Denn zwei Tage vorher sprach Anke mich nochmals an.

»Friedhelm, wir haben das geklärt. Du kriegst dein Elefantenboot mit *Ladybugs*.«

Ich war sprachlos. »Wie wollt ihr das denn machen? Ihr habt doch eure Regatta in Datteln.«

»Klar, aber wenn wir auf die Siegerehrung und den Grillabend verzichten, und ihr die Damenrennen nach den Herren ansetzt, sollte es gerade so klappen.«

Und genau so lief es. Einige Damen sprangen nach dem letzten Rennen in Datteln sofort ins Auto, fuhren durch ein heftiges Sommergewitter von Datteln nach Lünen, stiegen in die ungewohnten Elefantenboote und gaben alles, was sie nach dem Renntag in Datteln noch in den Armen hatten. Den Sieg haben sie nicht erringen können, aber die Anerkennung und Akzeptanz des gesamten Vereins war ihnen spätestens ab da sicher.

Heute sind die Mädels aus unserem Verein nicht mehr wegzudenken. Ich bin wirklich glücklich, dass wir sie haben. Sie sind immer dabei, sie helfen selbstverständlich bei der Regatta, sie kommen zu Sportlerehrungen, zur Jahreshauptversammlung, zum Arbeitsdienst. Daneben machen sie erfolgreich ihr eigenes Ding: Sie haben selbständig Sponsorengelder für inzwischen zwei Drachenboote gesammelt, sind national und sogar international in der pinken Welt unterwegs, stemmen eigene Events wie ihre Drachenboottaufe oder ein deutschlandweites Trainingslager. Ich bewundere immer wieder die positive Energie der Frauen, die immerhin alle einmal schwer erkrankt waren, die immer wieder mit gesundheitlichen Rückschlägen auch im Team umgehen müssen.

Pinkies in einem Sportverein – für mich eine absolute Win-Win-Situation.

Und wenn es noch eines Beweises bedurft hätte für das hervorragende Miteinander: Seit über einem Jahr ist eine *Ladybug* Geschäftsführerin unseres Vereins – genau so stelle ich mir gelungene Integration vor.

Friedhelm Deuter, Juli 2020

# Drachenbootfahren aus medizinischer Sicht

*von Dr. med. Donat Romann*

Und dann ist es still! Das Boot gleitet durch das Wasser. Leises Glucksen und Plätschern begleitet uns.

Nach 4 x 10 kräftigen Paddelschlägen, von der Steuerfrau lautstark eingefordert, erfolgte der Befehl: »Paddel halt!«

Wir genießen diesen wundervollen Moment der Ruhe und die Magie des Wassers. Als Gast im Boot, in diesem Sport untrainiert, spüre ich meinen starken Herzschlag, die Lunge pumpt, das Blut saust durch die Adern, die Muskeln sind angespannt, der Rücken zieht leicht.

Meine trainierten Begleiterinnen entspannen. Man spürt förmlich, wie sie den Augenblick genießen und doch schon wieder in innerer Vorbereitung sind auf die nächsten Fahrmanöver.

### *Warum tut Drachenbootfahren so gut?*

Seit vielen Jahrzehnten ist bekannt, dass körperliche Aktivität gut für unsere Gesundheit ist. Der Mensch der Neuzeit lebt aber in großer Bewegungsarmut, obwohl unser Organismus noch an den Belastungszustand der Frühmenschheit angepasst ist; an eine Zeit also, in der sich unsere Vorfahren unter größten Mühen in Steppen und Savannenlandschaften bewegten, um zu überleben.

Die neuesten sportmedizinischen Forschungen zeigen, dass die Entstehung, aber auch die Heilung von Erkrankungen durch regelmäßige sportliche Aktivität wesentlich beeinflusst werden. Die Art der körperlichen Belastung sollte dabei natürlich dem Krankheitsbild angepasst werden.

Die Verbesserung des Herz-Kreislauf-Systems, die Stärkung des Muskel- und Bandapparates, die Aktivierung des

Immunsystems und die Förderung des seelischen Gleichgewichtes z.B. durch Aussendung von Glückshormonen, all das bewirken schon einfachste sportliche Übungen.

Bei brustkrebsoperierten Frauen ist eine Verbesserung des Lymphabflussgebietes im Arm ein zusätzlicher Effekt. Diese wird erreicht durch gleichmäßige Übungen von stetiger An- und Entspannung in der Oberkörpermuskulatur. All dies passiert idealerweise beim Drachenbootfahren.

### *Das Element Wasser*

Alles Leben kommt aus dem Meer. Dies ist in unseren Genen tief verankert. Das Rauschen des Meeres wird uns niemals zu laut – es entspannt uns. Der Blick über den ruhenden Wasserspiegel eines Sees stärkt unsere Seele. Das sanfte Hingleiten des Bootes über das Wasser beim abendlichen Training im Sonnenuntergang. Der ruhige Angler am Ufer, die Enten, die sich lautstark im Wasser jagen – all das führt zu einem ungemein großen Wohlgefühl; auch nach einer harten Trainingsfahrt und nur auf unserem ›heimischen Kanal‹!

### *Training und Lymphabfluss:*

Leider ist die Operation immer noch ein wesentlicher Bestandteil der Brustkrebstherapie. Die radikale Entfernung der Achsellymphknoten ist in den letzten zwanzig Jahren bei passender Indikation durch die schonendere Methode der Wächterlymphknotenentfernung ersetzt worden. Bei diesem Verfahren wird nur noch ein Lymphknoten operativ entfernt. Leider muss der Operateur auch bei diesem Verfahren Blutgefäße, Nerven- und Lymphbahnen durchtrennen, um den zu untersuchenden Lymphknoten zu entfernen. Dies kann zur Zerstörung des Lymphabflussgebietes im Arm und in der betroffenen Brust führen. Die typischen Symptome sind langandauernde, wiederkehrende Schwellungen und Bewegungseinschränkungen mit Schmerzen. Lymphmassagen (Drainage) können hier Linderung bringen, sind aber nur eine passive Therapieform. Wichtig ist die aktive Muskelarbeit. Konstant dazu in der Belastung steigernd und im Intervall aktivierend – erst hiermit können für den Abfluss der Lymphe neue, kollaterale Kreisläufe ausgebildet werden, die letztlich dauerhaft zu einer Linderung der o.g. Symptome führen. Diese Muskelarbeit wird idealerweise beim Drachenbootfahren erreicht!

### *Kann das Training mir schaden?*

Sportmedizinstudien zeigen, wie wichtig Bewegung in der Rekonvaleszenzzeit bei Krebserkrankungen ist. Nach schwerer Operation, langer Chemotherapie und belastender Strahlenbehandlung sind viele Frauen verunsichert.

Darf ich wieder Sport treiben?

Wann kann ich überhaupt mit dem Sport beginnen?

Es ist ganz wichtig zu wissen: Sie können nichts falsch machen. Der einzige Fehler, den Sie machen können, ist, *nicht* körperlich aktiv zu werden.

Der behandelnde Arzt kann den richtigen Zeitpunkt des Einstiegs anhand des Krankheitsverlaufes bestimmen. Das eigene Körpergefühl wird dann unmissverständlich mitteilen, wie oft und wie intensiv trainiert werden kann. Selbstvertrauen ist dabei sehr wichtig!

Die Sportart Drachenbootfahren unterstützt den Heilungsprozess in wunderbarer Weise. In einer Gruppe gleichgesinnter und betroffener Frauen fällt es leichter, eigene Grenzen in der sportlichen Aktivität auszuloten. Die Kameradinnen stehen dabei mit Rat und Tat und eigenen Erfahrungen zur Seite. Als Outdoorsport bietet das Drachenbootfahren über das ganze Jahr hinweg die Möglichkeit, Beweglichkeit und Leistungsfähigkeit der betroffenen Frauen zu verbessern.

Sportmedizinisch wissen wir, dass dies auch das Immunsystem stärkt. Bei entsprechender Abstimmung mit dem Arzt gibt also keinen Grund, nicht mit dem Drachenbootsport anzufangen.

***Gemeinschaft***

Wir sind soziale Wesen, nichts bestärkt uns, schützt uns, motiviert uns mehr, als das Gefühl einer sehr intensiven Gruppenzusammengehörigkeit. Wer einmal mit in einem Boot von Drachenbootfahrerinnen gesessen hat, weiß, wovon ich spreche!

***Fazit:***

Darum ist aus medizinischer Sicht Drachenbootfahren so gesund: Eine Brustkrebserkrankung wird von der Frau immer als immense Belastung des körperlichen und seelischen Gleichgewichts erlebt. In freundschaftlicher Gemeinschaft, draußen bei Wind und Wetter, in der beglückenden Umgebung des Wassers – ein muskelstärkendes Training des Oberkörpers mit dem Willen der Leistungssteigerung bis hin zur Wettkampfteilnahme – all das unterstützt idealerweise die Heilungskräfte des Körpers und führt zur Rekonvaleszenz der Seele.

Ich genieße immer gern die Einladung, bei den *Ladybugs* als Gast mitzufahren.

Dr. Donat Romann, im August 2020

# Zum Weiterlesen

A breast in a Boat Website: https://abreastinaboat.com/

A Breast in a Boat – Training Manual 2016:
https://abreastinaboat.com/wp-content/uploads/2016/03/TrainingGuide2.pdf

Baumann, Bloch, Jäger: Sport und körperliche Aktivität in der Onkologie. – Springer-Verlag, 2012. ISBN: 9783642250651.

DKV Infos über Drachenboot
https://www.kanu.de/WETTKAMPF/Kanu-Drachenboot-52163.html

DKV Infos über Pink Paddler
https://www.kanu.de/FREIZEITSPORT/Sportarten/Kanu-Drachenboot-52122.html

IBCPC – International Breast Cancer Paddlers‹ Commission Website: https://www.ibcpc.com/

Kessler, Martin: Breast Cancer And Dragon Boat Racing: The Story Behind A Movement. – 2018, WBUR (National Public Radio Station in Boston, Mass.).

https://www.wbur.org/onlyagame/2018/11/30/sandy-smith-mckenzie-harris-frost.

McKenzie, Don C.: A breast in a Boat — a race against breast cancer. – erschienen in Canadian Medical Association Journal 1998;159:376–8.

McKenzie, Don C.: Grußwort zum 20. Jubiläum der Gruppe A Breast in a Boat: https://abreastinaboat.com/wp-content/uploads/2016/03/Dr-Don-McKenzie.pdf.

Plewka, Frank: The Dragon Within. Drachenboot – eine Betrachtung. – Books on Demand – Hamburg, 2011. ISBN: 9783837042238.

# Nachwort und Dank

Wenn ein Buch endlich fertig ist und im Regal liegt, dann steht auf dem Titelblatt ein einziger Name, vielleicht zwei oder drei. Man könnte denken: Da hat sich eine/r hingesetzt und geschrieben, dann wurde gedruckt und das war es.

Völlig falsch! Egal, wer oder was außen draufsteht, kein Buch entsteht ohne ein richtig gutes Team, sichtbar oder unsichtbar. Das ist bei diesem Buch nicht anders. Deswegen erzähle ich dieses Buch auch nicht in der Ich-Form – außer im Kapitel ›*Wir haben keine Heimat mehr*‹ –, auch wenn ich selber vieles direkt erlebt habe, bei der Neugründung ebenso aktiv war wie als Teamcaptain bei der Regatta in Florenz. Es ist das Buch der *Ladybugs* – nicht meines.

Mein erster Dank geht daher an all die, deren Erlebnisse dieses Buch beschreibt. Einige von ihnen haben sehr konkret bei diesem Projekt mitgemacht. Meine Co-Autorin Anke hatte die Idee ›*Ladybugs*-Buch‹ überhaupt aufgebracht, sie hat viele Interviews geführt, Material geliefert, einige Texte auch selber beigesteuert. Dann Dea, die vom ersten Augenblick an meine Texte gelesen und verbessert, Bilder ausgewählt und arrangiert hat. Wie viele Stunden sie außerdem investiert hat auf der Suche nach dem perfekten Cover, will ich eigentlich gar nicht wissen. Danke, Dea!

All die, die einen Zwischenruf beigesteuert haben: Ihr habt unserer Geschichte die persönlichen Aspekte hinzugefügt. Danke, dass ihr den Mut dazu hattet!

Hagen und Anke danke ich für die vielen Einsichten zum Thema Training – und all den anderen Steuerleuten und Trainern, die meine Fragen geduldig beantwortet haben.

Dr. Donat Romann vom St.-Marien-Hospital in Lünen und Friedhelm Deuter vom KSC Lünen konnten mit ihren Beiträgen das Buch um eine Außensicht auf die Pinkies erweitern.

Allen, die Fotos beigesteuert haben, ein herzliches Dankeschön, dass ich eure Fotos verwenden durfte. Das gilt ganz besonders für Vanessa Leißring, die mit uns trotz schwieriger Wetterbedingungen ein professionelles Fotoshooting gemacht hat. Tolle Fotos, Vanessa!

Und ›last, but not least‹: Magnus See vom Ventura Verlag hatte den Mut, dieses Projekt zu realisieren. Ich habe viel gelernt über Buchsatz und -gestaltung, über den Feinschliff bei meinen Texten. Magnus, ohne deine Expertise wäre es kaum so professionell geworden.

Es war ein spannendes Projekt, dieses *Ladybugs*-Buch, eine echte Teamarbeit.

Nur eines habe ich ganz allein gemacht: Sollten sich irgendwelche Fehler oder Ungenauigkeiten eingeschlichen haben – die gehen einzig und allein auf meine Kappe.

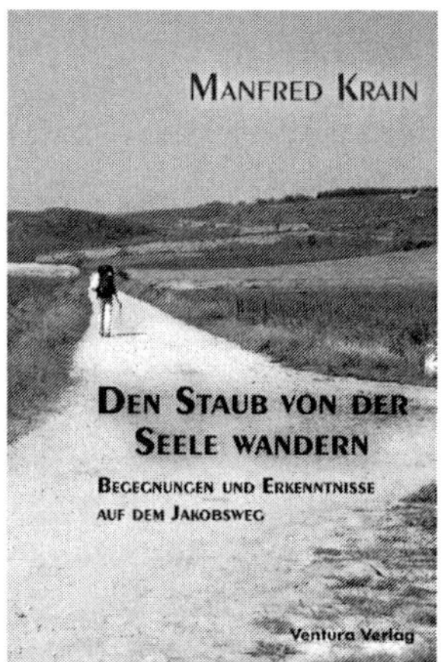


*Manfred Krain*

**Den Staub von der Seele wandern**

Begegnungen und Erkenntnisse auf dem Jakobsweg

Bücher über den Jakobsweg gibt es wie Sand am Meer und man möchte fast glauben, dass mittlerweile alle Geschichten darüber erzählt wurden. Wer den Weg nach Santiago de Compostela einmal selbst gegangen ist, weiß allerdings, dass an jeder Ecke auf dem Weg eine Geschichte darauf wartet, erzählt zu werden.

„Warum bist du auf dem Weg?", ist die erste Frage, die sich Pilger einander stellen. Die einen wollen nur auf einer schönen Strecke wandern, andere folgen dem Hype, wieder andere möchten mehr zu sich selbst finden oder hoffen auf spirituelle Erleuchtung.

Manfred Krain ist den Weg gegangen, um sich den Staub von der Seele zu wandern. Neben wunderbaren Landschaften und Orten hat er Begegnungen erlebt und Erkenntnisse gewonnen.
Die wichtigste war: Der Pilgerweg endet nicht in Santiago, sondern geht das ganze Leben lang weiter.

Von all diesen kleinen Wahrheiten über das Leben und von den Begegnungen mit skurrilen, interessanten, liebenswerten und weniger liebenswerten Menschen erzählt er in diesem Buch, dass Sie sich als Lektüre in den Wanderrucksack packen sollten.

Paperback, 388 Seiten
ISBN 978-3-940853-49-3
EUR 15,-

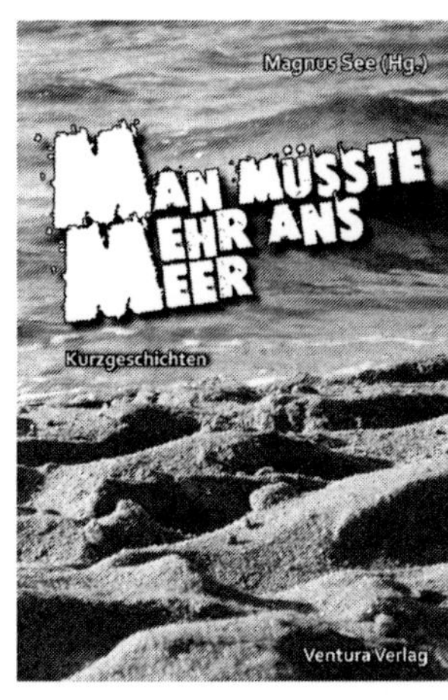


*Magnus See (Hg.)*

**Man müsste mehr ans Meer**

*Kurzgeschichten*

Lieben Sie das Meer auch so? Wie oft haben Sie in letzter Zeit gedacht: »Es wäre schön, jetzt am Meer zu sein!«? Sei es im Büroalltag, in der Supermarktschlange, im Straßenverkehr – Situationen, um sich ans Meer zu wünschen, gibt es viele. Tatsächlich einfach loszufahren, um den salzigen Geruch, den warmen Sand, eine steife Brise oder das kühle Nass zu genießen, geschieht dann meist eher selten.

Diese Kurzgeschichtensammlung ist etwas für Menschen, die schon lange nicht mehr am Meer waren und sich gerne literarisch dorthin versetzen lassen möchten. Oder für diejenigen, die dieses Jahr gerne ans Meer gefahren wären, es aber aus den unterschiedlichsten Gründen nicht schaffen. Und wenn Sie dieses Buch mit an den Strand nehmen – umso besser! Es ist ein perfekter Begleiter für Ihren Urlaub. Entspannend, romantisch, lustig, verträumt, erotisch, packend und auch ungewöhnlich, so sind die abwechslungsreichen Kurzgeschichten in diesem Buch, jede ein kleiner Kurzurlaub für sich.

Mit Geschichten von Magnus See, Irene Klischko, Heike Auel, Anke Elsner, Volker Döch, Lydia Schmölzl, Bernd Daschek, Thekla Kraußeneck, Manfred Groeger, Nicola Hölderle, Stefan Lochner, Manfred Kindler, Steffi Müller, Kirsten Ließmann, Ellen Schmölzl, Petra Loyda, Bettina Forbrich und Cornelia Becker.

Paperback, 270 Seiten
ISBN 978-3-940853-34-9
EUR 12,90

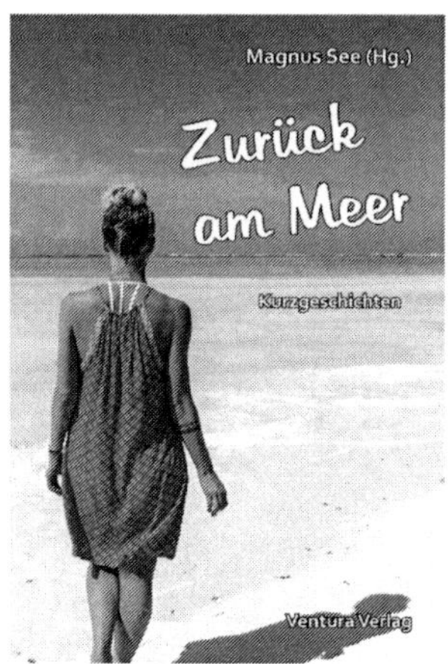


*Magnus See (Hg.)*

**Zurück am Meer**

*Kurzgeschichten*

Zurück am Meer.
Drei Worte, die in uns Emotionen und Erinnerungen auslösen: Der Geruch von Salz, der Anblick der Weite, das Gefühl von Freiheit und Unendlichkeit, Ruhe und Gelassenheit. Die ersten Schritte mit nackten Füßen hinein in die Wellen.
Endlich angekommen.

Das Meer bietet aber noch viel mehr unter seiner seichten Oberfläche. Auch die Tiefe, Dunkelheit, Angst und Einsamkeit erleben die Figuren in diesem Buch. Nicht immer ist das Meer ein Freund und Verbündeter, in manchen Erzählungen ist es mysteriös, gefährlich, stürmisch und aufbrausend. Das Meer entscheidet selbst, was es gibt und was es nimmt.

So abwechslungsreich das Meer ist, so unterschiedlich sind auch die Kurzgeschichten in dieser Sammlung. Spannende und entspannende, romantische, berührende oder humorvolle Geschichten von Sabine Bührig, Sabine Fromme, Mikkeline Fromme, Manfred Groeger, Lydia Schmölzl, Renate Behr, Klaus Goehrke, Christian Huppert, Anke Elsner, Heike Auel, Claudia Schille, Kirsten Ließmann, Heidi Tripp, Nicola Hölderle, Pia Lüddecke, Petra Loyda, Anna Kalthoff, Andrea Möhring, Beate Bergau, Manfred Kindler und Magnus See.